Cadeados mentais
a prisão nossa de cada dia

Editora Appris Ltda.
1.ª Edição - Copyright© 2025 dos autores
Direitos de Edição Reservados à Editora Appris Ltda.

Nenhuma parte desta obra poderá ser utilizada indevidamente, sem estar de acordo com a Lei n°
9.610/98. Se incorreções forem encontradas, serão de exclusiva responsabilidade de seus organizadores. Foi realizado o Depósito Legal na Fundação Biblioteca Nacional, de acordo com as Leis n[os]
10.994, de 14/12/2004, e 12.192, de 14/01/2010.

Catalogação na Fonte
Elaborado por: Josefina A. S. Guedes
Bibliotecária CRB 9/870

P774c 2025	Polli, Fabiana Cadeados mentais: a prisão nossa de cada dia / Fabiana Polli. – 1. ed. – Curitiba: Appris, 2025. 119 p. ; 21 cm. ISBN 978-65-250-7865-6 1. Memória autobiográfica. 2. Agentes penitenciários. 3. Prisões. 4. Detenção de pessoas. 5. Angustia. 6. Segurança. 7. Vida. I. Título. CDD – B869.3

Appris editorial

Editora e Livraria Appris Ltda.
Av. Manoel Ribas, 2265 – Mercês
Curitiba/PR – CEP: 80810-002
Tel. (41) 3156 - 4731
www.editoraappris.com.br

Printed in Brazil
Impresso no Brasil

FABIANA POLLI

Cadeados mentais
a prisão nossa de cada dia

artêra
editorial

Curitiba, PR

2025

FICHA TÉCNICA

EDITORIAL	Augusto V. de A. Coelho
	Sara C. de Andrade Coelho
COMITÊ EDITORIAL	Ana El Achkar (Universo/RJ)
	Andréa Barbosa Gouveia (UFPR)
	Jacques de Lima Ferreira (UNOESC)
	Marília Andrade Torales Campos (UFPR)
	Patrícia L. Torres (PUCPR)
	Roberta Ecleide Kelly (NEPE)
	Toni Reis (UP)
CONSULTORES	Luiz Carlos Oliveira
	Maria Tereza R. Pahl
	Marli C. de Andrade
SUPERVISORA EDITORIAL	Renata C. Lopes
PRODUÇÃO EDITORIAL	Adrielli de Almeida
REVISÃO	Isadora Campos
DIAGRAMAÇÃO	Renata Miccelli
CAPA	Eneo Lage
REVISÃO DE PROVA	Colméia Studios

Só conheço uma liberdade, e essa é a liberdade do pensamento.

(Antoine de Saint-Exupéry)

AGRADECIMENTOS

Agradeço primeiramente a Deus pela oportunidade de poder me expressar.

Agradeço à minha família, a melhor que eu poderia ter.

Agradeço ao meu marido por acreditar em mim todos os dias, há vinte e sete anos.

Agradeço à minha filha, meu maior sonho, por fazer da minha vida um sol.

Agradeço aos meus amigos pelas histórias que vivemos e pelo incentivo para reproduzi-las.

Agradeço aos meus avós, que não estão mais aqui, mas sempre estão em meus pensamentos, e à minha tia Tere, que com muita paciência me ensinou as primeiras letras.

Este livro é uma singela homenagem a todos os policiais penais do Brasil e a todos os servidores que trabalham na segurança pública.

Vocês são a força necessária que precisa resistir para que os demais não sucumbam!

SUMÁRIO

Capítulo I
O primeiro dia na cadeia, a gente nunca esquece 11

Capítulo II
Os "antigão" 18

Capítulo III
O tempo mensurável do poder 25

Capítulo IV
Quem permanece a seu lado 32

Capítulo V
A prisionização e seus efeitos 37

Capítulo VI
Preso contido x Preso contigo 43

Capítulo VII
Amizade que começa na cadeia é para a vida inteira 48

Capítulo VIII
O tempo passou, mas o passado não 54

Capítulo IX
A Inesperada fuga de Serrinha e Poca Vista 62

Capítulo X
Respeito ou medo, a sutil diferença 75

Capítulo XI
O nascimento da polícia penal 82

Capítulo XII
Direitos Humanos, precisamos falar sobre isso 88

Capítulo XIII
Doutor e seus pequeninos 94

Capítulo XIV
Dúvidas que jamais serão sanadas 102

Capítulo XV
"Cadeados Mentais" 106

Capítulo XVI
A morte não pede passagem, ela atropela 109

Capítulo XVII
Próxima parada... 114

Capítulo I

O primeiro dia na cadeia, a gente nunca esquece

"Na prisão, mantenha sempre um olho aberto; fora dela, mantenha os dois".

Com essa mensagem escrita em um quadro pintado à mão na entrada da recepção da Penitenciária Geral do Estado, fomos recebidos.

PGE, como era chamada, a maior e mais antiga unidade prisional do Estado, com aproximadamente dois mil presos, era uma estrutura cinza gigantesca, cercada por intermináveis muralhas, rodeada por uma floresta, rios e montanhas. Um local, para ser honesto, muito bonito.

E foi assim, em um dia chuvoso, típico do mês de abril, que eu e outros colegas assumimos a função de agentes penitenciários. Após a aprovação em um concurso público estadual, o qual contou com algumas etapas: prova escrita, prova física, avaliação psicológica, investigação social e um curso de formação.

Não sei se era o clima ou o medo, mas praticamente todos estávamos tremendo.

A sensação ao entrar pela primeira vez em uma prisão, no nosso caso, como servidores públicos, é um misto de orgulho, ansiedade e insegurança. Não tínhamos a menor noção do que nos aguardava.

Acredito que foi muito perceptível nossos rostos assustados, mas preciso admitir que alguns conseguiram disfarçar muito bem e fingir normalidade, algo extremamente duvidoso, levando-se em consideração o local em que nos encontrávamos.

A prisão, para mim, era algo que eu só via em filmes e séries. Neles, os presos eram os protagonistas, e a trama era sempre envolvente, com dramas, fugas, rebeliões, mortes; enfim, um padrão rotineiro descrito nas telas. Era um local geralmente escuro, superlotado e barulhento.

Essa é a imagem à qual estamos acostumados, e quando aparecem os agentes penitenciários nas telas, são tão caricatos, com características físicas e morais bem definidas. É impossível assistir a algo relacionado à prisão e não ver um agente corrupto. Não que isso não aconteça, mas afirmo que é a exceção.

É como se fosse indissociável falar de cadeia e não mencionar a corrupção; isso nunca me incomodou, até eu fazer parte do sistema.

Assim que ingressamos pela portaria que dava acesso à PGE, após passarmos por uma minuciosa revista manual e guardarmos todos os pertences que estavam conosco, como chaves, carteira, relógio e tantos outros objetos não permitidos, em armários metálicos numerados. Em seguida, fomos direcionados pelo seu Miguel, também agente penitenciário, à sala de Cortês, o então diretor do presídio.

Assim que ele nos recebeu, serviu um café, sem açúcar e sem opção de adoçá-lo. Cortês era um homem de meia-idade, alto, careca e de semblante preocupado, com aquelas típicas sobrancelhas juntas e, entre elas, aquela marca, quase um buraco, bem no meio da testa, entre os olhos, que se forma quando a pessoa fica frequentemente nervosa.

Estava sempre acompanhado pelo Chefe de Segurança, que era o responsável por toda a logística de segurança da unidade. Ele nos deu instruções básicas sobre os procedimentos de rotina da PGE, sua estrutura, o perfil dos presos, os postos de serviço, como seriam nossas alimentações e acomodações, além de onde estavam os principais setores administrativos da unidade.

Até agora, nenhuma novidade do que havíamos aprendido no curso de formação. Esse curso, com duração de trinta dias, foi realizado em uma sala de aula em um prédio cedido pela Polícia Militar, com instru-

CADEADOS MENTAIS: A PRISÃO NOSSA DE CADA DIA

tores, em sua maioria policiais militares, além de alguns profissionais da área técnica e da área administrativa, todos muito zelosos e profissionais.

Infelizmente, poucos foram nossos orientadores agentes penitenciários, e quando o eram, ministravam apenas as aulas práticas relacionadas ao trabalho do sistema em si. As questões mais teóricas e técnicas ficavam a cargo dos demais servidores.

Depois de tomarmos o café amargo, o diretor nos deu as boas-vindas, como de praxe. Ele disse que todos estavam muito ansiosos por nossa chegada, principalmente levando-se em consideração a defasagem do pessoal, e que era para nos sentirmos em casa, com as devidas proporções, é claro.

Todos rimos timidamente; afinal, ele era o tipo de pessoa que intimidava apenas com o olhar. Também nos disse que cadeia é algo ímpar, que basta estar presente e se aprende algo, e que são nos detalhes que a mágica acontece, nas percepções diárias. Mas não era para nos preocuparmos, pois teríamos muito tempo para aprender tudo isso.

Cortês passou a palavra ao chefe de segurança, que nos falou da importância que o curso de formação tinha para o concurso; afinal, era uma etapa classificatória e obrigatória. Mas que, de agora em diante, a partir daquela data, "gravem bem", disse ele, sete de abril de mil novecentos e noventa e quatro, aprenderíamos da única forma em que se é possível o aprendizado de cadeia: vivendo a cadeia.

"Sabe por quê?", ele perguntou.

Porque, "na prática, a teoria é outra". Nenhum livro do mundo, por mais renomado que seja, conseguiria descrever o que é nosso trabalho na prisão. Nenhum professor, escritor, doutrinador, teórico ou jurista seria tão preciso nas palavras que conseguisse definir conceitos ou ações do que acontece aqui e de como tudo é conduzido, pelos presos e agentes.

E acrescentou que, infelizmente, apenas o tempo e as adversidades nos fariam compreender a imensidão de suas palavras.

Situações fora do comum que nos marcariam como ferro, e o tempo não traria o esquecimento, porque a cicatriz seria profunda.

13

Imaginem vocês terem que fechar o portão, mesmo sabendo que um colega ficou para trás, porque esse é o procedimento de segurança aprendido na disciplina de gerenciamento de crise. Todos se lembram? Conter e isolar, reforçou ele.

Quando as portas das celas sacudissem de tanta bateção e você tivesse certeza de que tudo viria abaixo, quando soar a "vaca", alarme sonoro acionado em situações de emergência, que muito se assemelha a uma sirene de escola, mas aqui não é acionada para avisar a hora do recreio.

Fuga, rebelião ou qualquer movimento fora da normalidade; enfim, quando o caos se instala e aqueles que podem correr em direção à saída o fazem o mais rápido possível, sem olhar para trás. Alguns permanecem "congelados", mal piscam, e outros simplesmente vão de encontro. Essas são algumas das situações em que se pode separar os homens dos meninos.

Frisou que nunca estaríamos cem por cento preparados. Salientou que, mesmo eles, com décadas de trabalho, não estavam, porque o tempo e a experiência facilitam algumas coisas, te capacitam para tomar algumas atitudes e até ampliam sua visão, mas não conseguem evitar o inevitável.

E já emendou uma pergunta:

Qual era o tipo de pessoa mais perigosa que existia?

Foram diversas respostas, a maioria baseadas no senso comum: o assassino, o estuprador, o traficante, o pertencente a uma organização criminosa, o vingativo, aquele que está com raiva, o louco.

Mas nenhuma resposta estava certa, segundo a sua convicção. Sua resposta surpreendeu a todos, pois, segundo ele, as pessoas mais perigosas eram aquelas que não tinham nada a perder e, caso nos deparássemos com uma, precisávamos redobrar a cautela.

Ele disse que não se referia apenas aos presos e à cadeia, mas a qualquer situação ou ambiente.

Quando a pessoa não tem mais nada a perder, a vida de ninguém importa, nem mesmo a dela.

Garantiu que não havia curso nem receita de bolo que nos habilitasse a agir com a certeza de estar fazendo a coisa certa, que as dúvidas seriam corriqueiras e que os instintos se aguçariam com o tempo. Que muitas vezes o descontrole de uma galeria faz até os mais experientes tremerem e, inevitavelmente, se questionarem o porquê de continuar, se nada parece mudar; muitas vezes, inclusive, teimam em piorar.

Por isso, precisamos compreender a importância da prevenção diária. Saber "ler" a cadeia é o que muitas vezes facilita os dias, compreender a diferença entre rotina e alteração, entre o barulho constante e o silêncio avassalador. Muitas vezes, apenas observar os pequenos detalhes é a coisa mais importante a se fazer nesse trabalho.

Parece engraçado esse termo "ler" a cadeia, mas é exatamente isso que os agentes fazem, consciente ou inconscientemente.

Ao término das orientações do chefe de segurança, saímos da sala e, em seguida, avistamos um bonito jardim que se encontrava em frente à unidade, com flores de todas as cores, pequenas árvores, pedrinhas brancas que as rodeavam e, para completar o cenário, tinha até o canto dos pássaros. Por um instante, o local se transformou e o cinza tornou-se verde. Inclusive, conseguimos observar mais aos fundos uma enorme horta, com dezenas de presos trabalhando, todos uniformizados, com calças laranjas e camisetas brancas, plantando, regando e colhendo todo tipo de hortaliça, legume e temperos. Tudo era minuciosamente escolhido e encaixotado.

É engraçado como alguns detalhes conseguem transformar a percepção do lugar. Foram apenas alguns passos, mas era como se tivéssemos mudado de cidade. A visão outrora cinza e sempre igual deu lugar a um lugar de paz. E, como num passe de mágica, surgiu a luz por trás das sombras, e toda a dimensão pesada do ambiente sucumbiu à esperança lançada pela natureza. É assim com hospitais, asilos, hospícios, e aqui não poderia ser diferente.

Esses locais precisam existir. Eles não estão ali para enganar quem os visita; eles existem para "enganar" quem fica. Essa doce ilusão, mesmo que momentânea, muitas vezes ludibria a mente até dos mais incrédulos. E, por instantes, você esquece, você sobrevive, você continua.

Segundo o chefe de segurança, a produção da horta era local, para a própria unidade; inclusive, uma parte de nossas refeições vinha dali. A salada realmente era sempre fresca e tudo era muito bem temperado.

Ele nos disse que, no futuro, gostaria muito que a produção se expandisse muro afora, para que pudessem fornecer os alimentos às escolas, creches e asilos locais, uma espécie de parceria com a prefeitura da cidade. Afinal, espaço tinha de sobra nos terrenos ao redor da cadeia.

Que via com bons olhos essa aproximação do sistema com o resto da sociedade. Talvez esse fosse um longo caminho a ser percorrido, mas que, quando acontecesse literalmente, traria bons frutos.

Éramos em torno de trinta pessoas, agora agentes penitenciários, sem farda, sem arma, sem nada, apenas com um crachá no pescoço, bem feio por sinal, mas que, na verdade, não era o crachá em si que era feio; éramos nós. Porém, sempre temos a esperança de que, em nossa foto, aconteça um milagre e as coisas melhorem um pouco, mas não foi dessa vez.

Continuamos andando rumo ao desconhecido, por corredores infinitos, dezenas, centenas de celas, nem sei precisar a quantidade. Todas tinham uma certa ordem numérica, salvo engano, crescente; elas contornavam as galerias de ambos os lados.

Existiam também os quadrantes, salas de aula, empresas particulares de trabalho, canteiros de trabalho da própria unidade, um refeitório enorme, no qual os próprios presos cozinhavam nossas refeições, e pátios de sol em todas as galerias.

À primeira vista, tudo era muito organizado e fluía com uma disciplina impecável: todos os presos nas celas, sem gracinhas, alguns trabalhando, outros estudando. Para ser honesto, parecia uma pequena cidade.

Caminhamos alguns quilômetros, por algumas horas, e não havíamos conhecido tudo. Toda essa estrutura, que para mim mais parecia um labirinto, me trouxe uma única certeza: se me soltarem aqui, nunca mais acho a saída.

Capítulo II

Os "antigão"

Sem dúvidas, em apenas um dia na cadeia é possível fazer um filme, e garanto que não é um curta-metragem.

Continuamos caminhando pela PGE e, em cada passagem, algum agente que nos acompanhava lembrava um acontecido.

Passando por um enorme pátio, onde os presos estavam jogando bola, Miguel nos contou que há uns dez anos, bem no dia do Natal, um preso de apelido Vesgo foi "estocado" mais de trinta vezes. Estoque é o nome atribuído a uma arma improvisada, feita geralmente de algum tipo de metal, e que os presos usam para se defender ou atacar um desafeto.

Segundo Miguel, Vesgo até tentou se salvar, correu feito louco em direção ao portão, na vã tentativa de que desse tempo e de que alguém o abrisse; porém, não foi possível. Ele morreu ali mesmo, muito próximo à grade, bem na frente de todos.

Inclusive, alguns dizem que o fantasma de Vesgo aparece de vez em quando nesse portão, esse mesmo que você está segurando, disse Miguel. Tirei na mesma hora a mão e, quando ninguém me viu, fiz o sinal da cruz; afinal, não tem por que arriscar.

No outro pátio, que ficava ao lado, assim que Miguel viu uma árvore, bem no centro do espaço, uma espécie de palmeira, já emendou outra história:

Sabem essa palmeira grande e bonita? Gosto muito dela, parece que estamos em uma ilha deserta, no meio do nada. Todos olhamos e concordamos; realmente, aquela palmeira destoava do resto do lugar.

Ficava bem no centro, uma solitária árvore, alta, bonita e bem verde, no meio de uma quadra cinza, daquelas pintadas para diversos esportes simultâneos, como vôlei, futebol e basquete.

Então, essa árvore nos inspirou e batizamos este pátio de Noronha, afinal, lembra muito Fernando de Noronha.

Perguntei se ele conhecia Noronha. Ele disse que não, mas que isso não era relevante e continuou: Aqui Zé Biqueira se enforcou, bem nessa árvore.

Meu Deus, nunca vi mudar de assunto com essa velocidade, de Fernando de Noronha para um suicídio.

Mas fingi que estava tudo dentro dos conformes e pedi que prosseguisse.

Ele continuou: Então, Zé havia saído para o banho de sol, e lembro bem, que o dia estava lindo e ensolarado, depois de semanas de chuva. Ele saiu apenas com a roupa do corpo, afinal esse era o procedimento: não levar nada para o pátio. Estava tudo normal, mas, uns trinta minutos depois, quando ninguém o observava, tirou toda a roupa, fez uma espécie de corda com elas, amarrou na palmeira — sabe-se lá como, pois, ela nem galhos tinha — deu um jeito de prender a corda em seu pescoço, em uma altura na qual não conseguia alcançar seus pés no chão e, assim, sem um grito, sem carta de despedida, saltou para o além.

Quando chegamos, alertados pelos gritos dos outros presos, que também estavam no pátio, mas que não presenciaram o ocorrido, conseguimos desamarrá-lo e tirá-lo da corda, na vã esperança de socorrê-lo ainda com vida.

Assim que soltamos a corda, deu para ouvir seu agonizante último suspiro. Tentamos de tudo para salvá-lo; afinal, acreditávamos que daria tempo. Todos vimos aquela espécie de respiração esquisita, porém todos os esforços foram em vão.

Depois, ficamos sabendo pelo médico do SAMU, a quem sempre devemos chamar nessas circunstâncias, que não era o último suspiro. Na verdade, quando se solta a corda do pescoço, o ar que está preso sai, e o barulho que soa é muito parecido com um suspiro, parecendo que o morto está vivo. Digo a vocês que foi uma das coisas mais horripilantes que já presenciei.

Sempre que nos deparamos com um caso de suicídio ou tentativa dele por enforcamento, uma coisa me intriga: parece que todos, assim que tomam a decisão e com a corda firme enrolada em seus pescoços, soltam o corpo. Há uma espécie de arrependimento, ou do contrário, porque quando os encontramos, sempre os vemos com as mãos nas cordas, como se quisessem soltá-las, para voltar a respirar? Pode ser instintivo, pode ser coincidência. Nunca saberemos.

Alguns parecem ter mais certeza do que os outros, e ao prepararem a cena, deixam um banquinho abaixo da corda, mas, assim que saltam, o chutam para longe, para que não tenham meios de voltar atrás. E com isso, ter a certeza de que o fim chegará.

Muitas pessoas, ao ouvirem sobre esse tipo de situação, dizem que é um ato de coragem; outros, de covardia. A verdade é que é um misto dos dois, talvez a pior definição dessa junção.

Por falar nisso, Miguel nos perguntou se sabíamos como a maioria dos policiais se mata. Qual é o meio mais utilizado?

Todos responderam que, com a arma da instituição ou alguma outra arma de fogo.

Ele respondeu que não e afirmou que todo mundo erra essa resposta. E nos surpreendeu dizendo que era por corda, ou seja, por enforcamento.

Um agente, integrante do nosso grupo e que também havia acabado de entrar na cadeia, de nome Varella, se antecipou e falou que, se um dia o encontrassem com indícios de suicídio, poderiam desconfiar, pois ele jamais o faria, que essa coragem ele não tinha. E ainda nos fez prometer que, se um dia alguma coisa desse tipo acontecesse, investigaríamos a fundo e encontraríamos os verdadeiros autores.

Lembro que me veio à mente: quem era esse doido que, mal havia entrado na cadeia, já estava com medo de morrer?

E rapidamente me veio à mente que, certa vez, um preso que estava no isolamento havia atentado contra a própria vida, mas, por força do acaso, não conseguiu. Ateou fogo no próprio corpo, mas foi socorrido antes de atingir seu objetivo. Ficou todo machucado e com marcas por todo o corpo. Ter sobrevivido o fez mudar de ideia, uma vez que ele interpretou isso como um sinal, o que o fez desistir de uma nova tentativa.

Minha curiosidade não me deixou em paz, e perguntei a ele como teve coragem de fazer aquilo e, daquela forma, dar cabo da própria vida. O questionei se não tinha medo de ir para o inferno.

Ele me respondeu que já estava no inferno, que sua intenção nunca foi morrer, apenas parar de sentir o que sentia e viver como vivia.

Explicou que, no fundo, ele já se sentia morto e que não era mais quem pensava ser. Sua cabeça não parava de pensar; ele não conseguia dormir, se concentrar ou silenciar sua mente. A paz o havia abandonado para nunca mais voltar.

Sua vida não fazia mais sentido, tanto para ele quanto para os outros; então, ele deixou de se importar. Sua existência só lhe causava sofrimento, e não poderia ser diferente com quem quer que se aproximasse dele.

Concluiu, então, que a solução mais rápida seria acabar com essa dor, e a solução teria que ser definitiva. Não adiantaria tomar um analgésico, que resolveria o problema momentaneamente, mas que em breve retornaria, ainda mais forte. Enfim, o remédio que ele precisava deveria ser bom o suficiente para ser definitivo.

Perguntei a ele se tinha a intenção de tentar novamente, até porque, se acaso tivesse ou desconfiássemos, não o deixaríamos sozinho na cela.

Como ele ainda está vivo, acredito que o tempo se encaminhou para me dar essa resposta.

Sempre que um agente falava com outro da mesma época, auto-denominavam-se "antigão". Só era digno desse título quem estivesse na turma mais próxima de se aposentar e que tivesse trabalhado na galeria com os presos, mesmo que brevemente. Aqueles que apenas realizavam, durante todo o tempo de serviço, trabalhos administrativos eram chamados de ADM.

Sempre existiu essa espécie de diferenciação, mas a verdade é que ambos são importantes para o sistema e se complementam.

E, em meio a essa e dezenas de outras histórias, um filme se passava em nossas cabeças. No entanto, esse filme não era visto do conforto da poltrona de uma sala de cinema ou do sofá da sala, com um belo balde de pipoca. Era muito real e em 3D, 4D, 5D, sei lá mais quantos Ds. E o detalhe é que os atores estavam ali, bem na nossa frente: bandidos e mocinhos, em carne e osso.

Não existe no mundo ninguém que goste mais de contar histórias do que os antigão. Era viciante ouvi-los, cada um com seu jeito. Tinha toda uma entonação de voz, com imitações perfeitas e gestos condizentes. A descrição era muito real, tanto que você praticamente via as cenas e os personagens.

Admirável o trabalho dos antigão, a capacidade de sobreviver a todo tipo de adversidade, de enfrentar tudo e todos com a força da voz e do olhar.

Somos privilegiados por poder ouvi-los e aprender um pouco com suas experiências, muitas vezes contadas entre gargalhadas, mas também algumas, entre lágrimas.

Os antigão não paravam de nos observar, como se não acreditassem que conseguiríamos dar continuidade ao trabalho que eles desenvolveram. Melhorar alguma coisa, então, era inimaginável.

Essa eterna guerra do "sempre foi assim" com os "novatos" ou "recrutas" é sempre em vão; é inevitável, e o tempo acaba por alimentar as diferenças, mas também por uni-los a um só objetivo.

A espontaneidade dos jovens, suas incessantes ideias e o anseio por mudanças são algo natural, que não deveriam se esvair com o tempo. É essa força motriz que move o mundo: o inconformismo.

É uma pena que, com o tempo, a tendência seja a busca pelo comodismo, a aceitação e o conformismo. Isso muitas vezes impede o avanço ou, ao menos, o paralisa. Grandes ideias deixam de ser executadas, projetos são interrompidos ou sequer iniciados.

No entanto, alguns prosseguem, não se entregam, criam e implementam projetos tidos por muitos como absurdos. Eles se sobressaem, são diferenciados na capacidade intelectual e resiliência. Não se entregam, cansam, mas, quando acontece, eles descansam; não param.

É assim mesmo, e, mais cedo ou mais tarde, as divergências aparecem. O importante é estarmos preparados para enfrentá-las e ter maturidade para aceitá-las. Afinal, nada é tão perfeito que não possa ser melhorado. Na cadeia, então, onde muitas vezes a mudança de uma porta, um parafuso ou uma câmera no lugar certo fazem uma grande diferença, isso é imprescindível.

A mudança de cultura com certeza é uma das portas mais difíceis de se abrir; porém, quando conseguimos, a vista é deslumbrante. É, de fato, aquela luz no fim do túnel de que tanto falam.

Platão estava certo quando criou o Mito da Caverna. Sem dúvidas, é sempre mais seguro e confortante continuar vendo sombras onde se está do que sair e descobrir a verdade.

Manifestá-la, então.

Seria como dizer que, ao retornar à caverna e contar o que viu fora dela, o pobre homem seria abraçado por todos pela descoberta, em vez de ser morto pela incredulidade dos que não viram.

O conhecimento nem sempre é uma dádiva, pois muitas vezes ele vem cercado de solidão, insegurança e, algumas vezes, de certezas.

De todas elas, a mais perigosa é a certeza, pois, quando deixamos de questionar e duvidar, e passamos a ver tudo sob a lente dos olhos da nossa própria convicção, corremos o risco de observar tudo o mais como um funil. As coisas à nossa volta tornam-se invisíveis e, como não podemos vê-las, passam a não existir. E, não existindo para nós, não existimos para elas.

Mas, como diz a Bíblia: "A verdade vos libertará", João 8:32. Será que sempre?

Verdade e liberdade, quem as usufrui em sua plenitude, ou é um ser iluminado ou é tachado de louco.

E quando não se têm escolhas, apenas imposições, podemos defini-las como fardo ou bênção? Simplesmente aceitar o destino e não questionar é o melhor caminho ou o único caminho?

Se a razão da vida está em percorrer os caminhos que nos levam aos nossos sonhos, poder escolhê-los e chegar até eles é o que podemos chamar de sucesso.

E como saber a melhor forma de seguir? Não existe a melhor forma; existe a pior: permanecer parado.

Nossas vidas são cercadas por pessoas o tempo todo, desde que nascemos. A variedade é grande e, sem dúvidas, todas acrescentam algo. Quando são boas, podemos reproduzir suas ações e ouvir seus conselhos; quando são ruins, podemos aprender com seus erros e ter um parâmetro de como não os repetir.

De todo jeito se aprende, acertando ou errando, ou como dizem, pelo amor ou pela dor. O que precisamos é estar com os olhos e ouvidos bem abertos e uma mente receptiva.

A maturidade nos ensina isso, facilita as coisas, nos mostra o que realmente importa e, principalmente, quem realmente importa.

Assim é trabalhar com os antigão. É aprendizado, é experiência, não apenas pelos seus exemplos e acertos, mas também pelos seus erros e recomeços.

Seria a prisão um lugar de recomeços?

Capítulo III

O tempo mensurável do poder

Gostei muito do nosso chefe de segurança, uma pessoa séria, de poucas palavras, mas quando as proferia, eram sábias. Ele era um homem alto e forte; dava para ver que praticava esportes ou algum tipo de arte marcial.

Ao passarmos por uma sala ampla e iluminada, percebemos que alguns presos estavam em uma espécie de culto e soubemos que isso era comum na cadeia, quase uma forma de autorredenção. Muitos eram batizados e até se tornavam pastores, pregando para outros presos e depois, inclusive fora da cadeia.

Não vou entrar no mérito da religião ou da fé de cada um; já tenho meus pecados para me preocupar.

A cada passo dado, parecia que estávamos em um mundo à parte, com seu próprio modo de existir, seu modo de ser e agir. Era muito estranha essa perspectiva, onde os presos tinham suas regras e nós as nossas, e fazer com que as nossas fossem as deles era o nosso trabalho.

As pessoas não imaginam o quanto isso é difícil: impor procedimentos, criar mecanismos de controle, por vezes nunca vistos ou obedecidos. Muitos que ali estão talvez nunca tenham ouvido um "não", nunca obedeceram a uma ordem, não tiveram pais e não frequentaram a escola regular até a formação. A grande maioria não concluiu o ensino fundamental; portanto, impor limites, por si só, já não é uma tarefa fácil. Imagine, então, para alguém que sequer tem a noção do que limite representa.

A sociedade, por si só, é carente de educação, não apenas a formal, mas aquela que forma o indivíduo em seu caráter e autodeterminação.

Quem tem filho sabe a dificuldade que é educá-los, repassar valores e boas maneiras de se portar.

Imagine em uma penitenciária, com milhares de pessoas de todos os tipos, com todo tipo de vivência e realidade anteriores às suas chegadas, e a maioria reincidente. Difícil imaginar, não é?

Mas, para os que trabalham lá e precisam administrar essas diferenças e dificuldades diariamente, isso é apenas uma constante.

Algumas pessoas acham que conhecem a cadeia por terem feito uma visita, duas ou até dez. Ou por terem estudado e lido muito sobre ela. Doce ilusão: a cadeia não se conhece por inteiro, nunca.

Continuando nossa caminhada, assim que terminou o culto e o pastor saiu, entrou o padre. Em alguns instantes, a missa teria início. A sala era a mesma, mas os presos não. As movimentações não cessavam: alguns presos voltavam às celas, enquanto outros chegavam. A cadeia está sempre em movimento.

O chefe de segurança nos fez refletir sobre algo que disse, enquanto os presos chegavam e, aos poucos, se acomodavam nas cadeiras de madeira da sala.

Ele nos disse que em breve estaríamos em seu lugar ou no do inspetor. Quem sabe no lugar do diretor? À época, o cargo de diretor não era ocupado por agentes penitenciários, mas por outros profissionais, inclusive de outras forças de segurança. Enfim, ele nos disse que esse dia não tardaria a chegar e que deveríamos nos preparar, pois seríamos os responsáveis pela gestão da unidade.

Disse também que, mais importante do que assumir essas funções, era estarmos preparados para isso e que, em qualquer cargo que viéssemos a ocupar, ou mesmo que nunca o ocupássemos, deveríamos nos comprometer com os três "Cs": coragem, caráter e capacidade. E que, se tivéssemos que escolher, que sempre escolhêssemos o caráter.

CADEADOS MENTAIS: A PRISÃO NOSSA DE CADA DIA

Falou sobre a importância de ter humildade e disposição para aprender constantemente, independentemente do tempo de serviço ou da idade de quem se dispõe a contribuir e ensinar.

Dito isso, fez-nos prometer naquele dia que jamais deixaríamos que o poder dominasse nossa voz e nossos atos.

E acrescentou que, quando você ocupa uma função que pode vir a exercer um certo poder sobre os demais, mesmo que mínimo, é imperioso o autocontrole, não se deixar dominar pela instantânea ilusão que o poder proporciona, fazendo você acreditar que é mais importante que os demais, imprescindível, insubstituível, fazendo suas vontades serem superiores às necessidades, por puro egoísmo, insegurança ou outros motivos obscuros.

Com isso, corre-se o risco de se transformar em uma espécie de tirano, alguém que age de forma absoluta e imperativa, ocupando a função pelos motivos errados, em especial pelo ego e pela vaidade. Isso, muitas vezes, é um caminho sem volta, porque, quando se veste a roupa da vaidade, pode-se até ficar bonito e imponente. Isso se mantém por um tempo; entretanto, mais cedo ou mais tarde, o que há por debaixo tende a aparecer. Isso é inevitável; é a essência de cada um.

E eu lhes garanto que as mulheres têm boa memória, mas a memória do sistema penitenciário é ainda melhor e muito mais duradoura.

Todos rimos; sabíamos que era verdade, principalmente a parte sobre as mulheres.

E o chefe de segurança continuou dizendo: apesar de vocês estarem começando, o comum precisa ser dito. É muito importante a compreensão das nuances do poder e do tempo para se chegar a ele. Precipitar o tempo para alcançar o poder pode ser desastroso. Ao impedir que ele ocorra naturalmente, pulam-se etapas e, mesmo que você o alcance por meio desse salto, mantê-lo não será tão fácil.

E concluiu: Isso não significa que você não deva almejá-lo e se preparar para alcançá-lo. O poder não muda ninguém; ele apenas potencializa o que já existe. Ele é temporário, mas, dentre todas as características a ele atribuídas, uma se destaca: ele vicia. Quem o experimenta, mesmo que uma vez e mesmo que brevemente, gosta e precisa dessa sensação para se sentir vivo.

Afinal, ele garante influência, abre portas, atrai dinheiro, sexo e facilita muito a vida. Não há que se ter vergonha em querer ter essa sensação e privilégios. Na verdade, ele é imprescindível a todas as nações; ele move a instituição, é necessário, pessoal e intransferível. Saber lidar com ele é que é difícil, principalmente por toda a interferência externa que ele traz consigo.

Depois dessa explicação, pensei muito sobre o tema, afinal: poder e política não se separam, e exercê-lo não é uma tarefa fácil. Por isso, a maioria sucumbe, se corrompe ou desiste, e em qualquer uma dessas situações acaba sendo engolida pelo sistema.

Já o caráter é atemporal e permanente, e quando você consegue aliar os dois, caráter e poder, torna-se um líder na essência, uma pessoa com o poder de mudar as coisas, por menores que sejam, e a perspicácia para alterá-las ou mantê-las, visando o bem, o certo, o justo, não apenas para si próprio, mas para a maioria, aqueles que pertencem à sua gestão.

E completou: Eu espero que vocês sejam grandes líderes, porque a liderança, sim, de todos os poderes, é a mais difícil de se atingir; essa qualidade não está necessariamente atrelada a cargo.

Muitos líderes que conheço sequer ocupam ou ocuparam cargos importantes, mas sempre são ouvidos, admirados e respeitados. Suas opiniões são levadas em consideração e suas simples palavras superam grandes discursos.

Em todos os lugares, as ações sempre se sobressaem às palavras. Pequenas iniciativas, muitas vezes, garantem grandes resultados e, por esse motivo, muitas pessoas são tidas como "exemplos a serem seguidos".

Dito isso, lembrei-me de uma experiência que tivemos com uma psicóloga no curso de formação.

CADEADOS MENTAIS: A PRISÃO NOSSA DE CADA DIA

Durante o curso, em sua disciplina de abordagem psicossocial da violência, após o intervalo, ela pediu que saíssemos da sala de aula, onde nos encontrávamos, e fôssemos até a sala ao lado, que estava vazia, sem nenhum móvel. Nos entregou três canetas e algumas folhas em branco, e nos disse para que escrevêssemos o que esperávamos que acontecesse quando nos tornássemos agentes penitenciários, apenas coisas positivas.

Sem pensar muito, cada um foi se virando como pôde para escrever o texto solicitado. Sem mesa, um escreveu no chão, outro nas costas do colega, e outro na parede. Todos em pé, se movimentando, afinal, não tinham cadeiras. As canetas eram poucas, então, quando um terminava, emprestava para o outro, uma espécie de revezamento. Todos terminamos nossos textos e aguardamos a professora voltar.

Enfim, quando ela retornou à sala, entregamos os papéis e ficamos aguardando as próximas instruções.

Ela os recebeu com uma expressão de desaprovação e nos perguntou como poderíamos estar felizes em entregar as folhas. Por que o fizemos, se não tínhamos nenhuma condição de escrever? Não nos forneceram cadeira, mesa, nem número suficiente de canetas. Não exigimos o mínimo, simplesmente aceitamos, sem perguntas.

Depois, nos explicou o quanto isso era comum no serviço público e que, infelizmente, essa prática provavelmente continuaria a ser reproduzida nas unidades penais.

Ela tinha razão.

Os agentes são "feras" em dar "nó em pingo d'água"; fazem umas gambiarras que deixariam MacGyver orgulhoso.

A psicóloga salientou que essa atitude não deveria ser motivo de orgulho, mas de preocupação. Esse hábito de sempre dar um jeito faz com que as condições não melhorem, que não haja evolução nem investimento. O improviso pode ser realizado, mas não pode ser a regra.

Improvisar no sistema custa caro. O reparo sai sempre mais caro que o cuidado; essa regra vale para coisas, imagine para pessoas.

A profissionalização requer meios para acontecer e criar mecanismos que facilitem e melhorem as condições de trabalho, especialmente na segurança pública, que é uma prioridade.

Depois de toda a explicação do caso, a psicóloga nos informou que já havia realizado esse experimento em outros locais, com empresas privadas e com servidores de outras secretarias, e os resultados eram diferentes para cada tipo de público.

Na maioria dos lugares, principalmente nas empresas privadas, as pessoas questionavam a falta de condições impostas e, inclusive, davam sugestões de como poderiam melhorá-las. Dentre as sugestões, a que mais ouvia era a de retornarem à sala onde estavam anteriormente, o que era óbvio, pois lá tinham tudo o que precisavam e nenhum motivo para tê-la deixado.

Essa percepção é óbvia, então por que nem sempre a observamos?

Temos, como seres humanos, a capacidade de nos adequarmos às condições às quais nos são impostas. Muitas vezes, essa adaptação é necessária e salutar à nossa sobrevivência; entretanto, em algumas situações, é sinal de fraqueza, medo e comodismo. Saber diferenciá-las é, sem dúvida, a melhor forma de evoluirmos.

E, antes de a psicóloga terminar a aula, observou que, mesmo em pé, nos separávamos em grupos, exceto Renato, que estava sozinho em um canto.

Renato olhou-a insistentemente e retrucou, dizendo que naquele momento não pertencia a nenhum grupo.

E ela, com muita perspicácia, respondeu: é claro que pertence. Você pertence ao grupo das pessoas que não têm grupo.

E não é que ela tinha razão.

Após essa breve lembrança, retornei meus pensamentos ao que o chefe de segurança estava dizendo e o quanto ele gostaria de permanecer por um tempinho a mais ali para acompanhar a nossa evolução, mas que, pelo andar da carruagem, não seria possível. Ele estaria aposentado antes de alcançarmos esse patamar.

CADEADOS MENTAIS: A PRISÃO NOSSA DE CADA DIA

Ele nos disse que, independentemente disso e de sua possível ausência, desejava que fôssemos muito melhores do que eles foram, que não cometêssemos os mesmos erros e que, se o fizéssemos, que fosse sempre pelos motivos certos, lutando por justas causas, porque não basta ser bom; é preciso ser justo.

A justiça, apesar dos conceitos criados, é muito variável, pois cada caso é único. Além do bom senso, é necessária empatia e observância do que é permitido. Por esse motivo, sua aplicabilidade plena não é nada simples.

E acrescentou a importância de permanecermos unidos em objetivos e ações; afinal, de agora em diante, todos nós estaríamos no mesmo barco. Não importando a posição em que nos encontrássemos, quando surgisse um furo, o que inevitavelmente aconteceria, todos poderiam afundar ou se salvar. O que determinaria o resultado seria a união do grupo.

Afinal, a resistência de uma corrente é determinada pela força do elo mais fraco.

Capítulo IV

Quem permanece a seu lado

Esses primeiros dias foram uma verdadeira aula, não apenas sobre cadeia, mas sobre a vida.

Mudando um pouco de assunto, tempos depois, soubemos que fomos alvos de apostas dos antigão.

Era assim que eles faziam quando chegava algum novato. Já partiam para as disputas. As principais eram: quanto tempo iriam "durar" na cadeia; quais os possíveis casais que se formariam; quem era o mais medroso; quem era o mais corajoso e quem seria o primeiro a assumir algum cargo de gestão. Enfim, os assuntos eram os mais variados possíveis, assim como as controvérsias.

Depois de alguns plantões, perguntei a um deles como chegavam às conclusões e ri da resposta. Ele disse que não se tratava de "chute", era ciência. Analisavam tudo: nosso jeito de andar e falar, os olhos esbugalhados, se as pernas tremiam, quem falava alto ou com a voz embargada, quem encarava e quem desviava o olhar.

E ainda, o antigão com quem eu conversava teve a coragem de me dizer que acertava em torno de setenta por cento dos palpites. Pela convicção com que afirmou isso para mim, acreditei naquele instante e achei um número expressivo.

Outra coisa marcante que ouvimos neste dia de trabalho foi quando seu Miguel, outro antigão, falou sobre a primeira impressão e o quanto ela poderia nos enganar, tanto em relação aos presos quanto em relação aos agentes.

CADEADOS MENTAIS: A PRISÃO NOSSA DE CADA DIA

Ele explicou que muitos agentes penitenciários tinham uma postura arrogante e um ar de super-herói e que, invariavelmente, eram os primeiros a correr porta afora da unidade quando algum problema acontecia, ou pensavam apenas em si e na sua própria segurança. Já outros surpreendiam, tomavam sábias decisões, pensando em toda a equipe em um breve intervalo de tempo.

Com os presos, não era diferente. Muitos dos quais você mal lembra que existem, por serem muito discretos, você mal se recorda do nome ou "vulgo" (ou seja, o apelido), são os que exercem uma liderança negativa perante os demais. Em contrapartida, os outros que vivem na tranca — tranca é o local onde os presos são isolados — incomodam o tempo todo com brigas e discussões; e aqueles dos quais sabemos nomes, vulgos e número da cela, não exercem qualquer sinal de liderança ou força.

Seguindo, Miguel compartilhou conosco uma experiência pela qual passou há alguns anos.

Ele nos contou que estava presente na última rebelião e que, assim que assumiu o plantão, percebeu que a cadeia estava muito quieta, ainda mais do que de costume. Ele sabia que isso não era um bom sinal, mas o trabalho precisava continuar.

Essa frase é muito ouvida na cadeia: "o trabalho não pode parar".

Prosseguiu narrando que, durante a manhã, quando foi fazer a contagem, um preso que estava no cubículo 312, o primeiro da galeria, lhe disse que precisava ir à enfermaria assim que possível, pois havia vomitado sangue de madrugada. Ele achou estranho, mas, como o preso lhe mostrou um pano com sangue, acabou acreditando.

Quando o preso se aproximou da porta para mostrar o pano, rapidamente tirou um pedacinho de papel que estava enrolado neste e o jogou para fora do cubículo. Ele encarou por alguns segundos, com um semblante assustado, e rapidamente retornou ao fundo do cubículo, juntando-se aos demais presos; no total, oito estavam alojados.

Miguel disse que agiu com normalidade e informou ao preso que, assim que a enfermeira chegasse, o chamaria e que era para ele estar pronto.

Disfarçou e pegou o mais rápido que pôde o pequeno pedaço de papel amassado.

Para ver o que continha no papel, foi ao quadrante, local situado entre as galerias, onde os agentes permanecem, exceto quando estão abrindo as celas ou realizando algum trabalho nelas. Com o papel nas mãos, ele o colocou entre as páginas do livro de ocorrências, uma espécie de livro-ata que era preenchido diariamente em todos os setores da cadeia, com as informações dos acontecimentos diários.

Antes de iniciar a leitura, certificou-se de que ninguém havia percebido nada. Observou com cuidado ao redor, conferindo se ninguém estava de campana, uma das formas que os presos usam para observar algo fora das suas celas, mesmo estando nelas, colocando espelhos para fora das portas com um suporte.

Na cadeia, você é observado o tempo todo. Na PGE, por mais de quatro mil olhos.

Quando ele finalmente abriu o pequeno pedaço de papel, quase não pôde acreditar no que leu. Nele continha a seguinte frase: "a cadeia vai virar, não fassa contage". Apesar dos erros de ortografia, a mensagem era clara como a luz do dia.

E Miguel havia entendido o recado. Mesmo com o coração disparado e as pernas trêmulas, precisava agir com naturalidade. Esperou alguns minutos, como se nada houvesse acontecido, desligou o rádio e fingiu que ele havia estragado, pois estava sem sinal e que precisaria trocá-lo. Foi saindo da galeria, reclamando que tudo estragava naquele lugar, que nada prestava.

Mal chegou à inspetoria para avisar os demais agentes sobre o bilhete, ou "pipa", como é chamado na prisão, e já escutou um barulho ensurdecedor e praticamente simultâneo. Eram as portas das celas sendo derrubadas.

CADEADOS MENTAIS: A PRISÃO NOSSA DE CADA DIA

Os presos haviam soltado as travas, uns parafusos grandes, durante a noite e, na hora da contagem, aproveitariam para pegar o agente de refém. Nesse caso, provavelmente, seria o Miguel...

Por "sorte", a contagem não foi realizada naquele dia, como de praxe. Dias depois, descobrimos que o preso sequer havia vomitado sangue. Ele próprio fez um corte na mão e manobrou aquela encenação para que os seus companheiros de cela não desconfiassem do seu plano de alertar o agente.

Por outro lado, outros presos, os chamados "seguro", não tiveram a mesma sorte.

Seguro é como são chamados os presos que precisam permanecer isolados dos demais para sua própria segurança. Em sua maioria, foram presos por cometer crimes de grande repercussão, crimes sexuais, em especial contra crianças.

Eles permanecem isolados durante todo o cumprimento de suas penas; porém, em uma rebelião generalizada, a cadeia torna-se uma só, e portas não são obstáculos para que eles sejam relembrados pelos demais.

Miguel disse que tudo o que havia nos contado deveria servir para que entendêssemos que o essencial é saber prestar atenção aos detalhes. Se até o Roberto Carlos, sabendo disso, fez aquela música "Detalhes", imaginem nós, complementou ele.

E digo mais: o quanto é comum acontecer esse tipo de situação em que os próprios presos alertam sobre algo que está para acontecer na unidade e até mesmo fora dela. Na verdade, as informações chegam, na maioria das vezes, por meio deles. O formato é que muda, seja por meio de bilhetes, advogados, familiares, gestos, palavras e até pelo olhar.

Quando digo que prisão e hospício têm muito em comum, não estou brincando. Todas essas situações deixam nossa cabeça confusa. Saber distinguir o que é real do que é blefe, interpretar sinais e conseguir avaliar a veracidade das informações recebidas, que são muitas, requer tempo e discernimento. Do contrário, criam-se alarmes falsos e desestabilização, ou corre-se o risco de não se dar a devida importância, e fatos realmente importantes passam despercebidos.

Às vezes, é preciso ter paciência e cautela; outras rapidez e ação imediata. Essa diferenciação, muitas vezes, é que determina o desfecho. Muitas vezes, o tempo que temos para agir são segundos, minutos. Saber em quem se pode confiar e fazê-lo sem esforço é, provavelmente, uma das chaves para se conseguir trabalhar na prisão.

Manter a sanidade neste ambiente não é para qualquer um. É preciso coragem para confiar nos outros e mais coragem ainda para confiar em si próprio.

Na cadeia, a panela de pressão está sempre ligada, na maioria das vezes em fogo baixo. Você quase nem escuta o barulho, mas eventualmente ela começa a ferver rapidamente. E, quando se percebe, é tarde demais, e você só escuta o barulho da explosão.

Capítulo V

A prisionização e seus efeitos

Seu Miguel era o mais antigão, era baixinho, meio gordinho, engraçado, falava alto, sempre tinha algo interessante a dizer e uma plateia para ouvi-lo.

Antes de ser agente penitenciário, o que conseguiu assim que completou vinte e cinco anos, trabalhava na roça com sua família. Plantavam um pouco de tudo, tinham alguns bichos, pomares de frutas. O lugar, segundo ele, era muito bonito, mas dava um enorme trabalho mantê-lo.

Vinha de uma família de oito irmãos, todos boa gente. Estudaram o básico, tinham suas profissões, e dois deles continuavam no sítio com seus pais. Ele era o único que migrou para a segurança pública, para desespero da sua mãe, que nunca aceitou ter um filho nesse meio.

Ela insistia que cadeia não era para gente "normal", mesmo que fosse para trabalhar. Dizia que a energia desses lugares era péssima, sem contar o risco, que é muito maior do que em outros trabalhos. Inclusive, mandava rezar uma missa para ele todo santo domingo.

Ele respeitava a opinião da mãe e se sentia protegido por suas orações, mas, quando ela vinha falar desse assunto, ele rapidamente mudava de conversa ou saía de fininho.

Afinal, décadas já se passaram e ela já deveria ter se conformado de que esse era seu caminho, sua escolha.

Mas, voltando ao assunto, ele continuou falando sobre o sítio da família, que era o lugar que o acalmava. Sempre que estava triste, nervoso ou desanimado, ele pegava o carro e se refugiava lá.

Sem contar que seu avô e sua avó também moravam no sítio, em uma casinha nos fundos. E como era bom estar com eles! Sua avó lhe ensinou a ter fé, e o avô a jogar truco.

A casa deles era aquela casa típica de vó, com a Santa Ceia na parede da cozinha, uma cristaleira que nunca viu uma peça de cristal, apenas algumas canecas de esmalte brancas, um fogão azul e um fogão a lenha, que sempre estava com um chazinho esperando as visitas. Os móveis eram rústicos; segundo a avó, eram móveis velhos, mas, segundo a gourmetização de hoje, eram *vintage*.

Lá havia uma salada que era a preferida de Miguel, chamada popularmente de azedinha. Não se encontra em qualquer lugar e dispensa limão. Segundo ele, o sabor era inigualável; tinha um gosto de saudade, um sabor de lembrança.

O passatempo preferido de seu avô, além de jogar truco, era ver as fotografias do "tempo do epa", ou seja, muito antigas.

Mas, como seu avô tinha quase cem anos, os personagens que estavam nela, na grande maioria, já haviam morrido, e vê-los junto do avô era motivo mais de risada do que de saudosismo.

Porque era um tal que já morreu, essa também, esse também. Sem contar as histórias da guerra e das dificuldades da pobreza. Que hoje em dia tudo é tão fácil que a maioria das pessoas não dá valor.

A única coisa complicada de ficar lá era a hora de dormir. Assim que anoitecia e as primeiras estrelas surgiam, já era hora de dormir. E ao primeiro canto do galo, era hora de acordar, ainda de noite, pois estava escuro. Se tem um bicho que me deixa nos nervos, era aquele galo esganado. Incrível como as pessoas da roça conseguem manter esse fuso horário "das galinhas".

Deus me livre de ficar muito tempo em frente da TV. Era implicância, na certa. Diziam que era uma perda de tempo, que aquilo ali não devia existir, que deixava as pessoas bobas, que não faziam mais nada da vida, que deveriam carpir, limpar um terreno, em vez de ficar olhando para aquilo.

A família dele sempre se reúne lá, uma alegria para as crianças e para os adultos. Quando somos crianças, não nos damos conta da importância desses momentos, mas ainda bem que a memória não trai o coração.

Sem contar que seu avô era praticamente médico, mesmo tendo aprendido a ler e escrever aos dezessete anos.

Não havia dor que não tivesse solução com o chá certo. Ninguém ficava ou permanecia doente por muito tempo; sempre havia um chazinho para tratar de todos os males. E, quando o caso era realmente sério e não se sabia o que fazer, medidas drásticas eram tomadas, e você ia para a benzedeira.

Às vezes, era apenas peito aberto ou mal olhado, mas, às vezes, era bronquite, alergia, mas seguindo as instruções e fazendo a simpatia corretamente, não tinha erro. Sem contar as garrafadas para outros males, era tomar uns goles e, em pouco tempo, sarava.

E era exatamente assim, contou Miguel. Era só ele chegar lá, colocar a rede de balanço na beira do rio, com uma varinha de pesca na mão, e todos os problemas desapareciam. Ali, ele conseguia pensar e encontrar soluções tão óbvias, tão claras, mas que em outros lugares teimavam em se esconder.

Sempre temos esse tipo de lugar em nossas vidas, um recôndito que nos abarca de tal maneira que nos traz segurança e paz. Muitas vezes, demoramos a reconhecê-lo, mas, quando o encontramos, não queremos mais sair.

O importante é identificá-lo o mais cedo possível, e a melhor forma de fazê-lo é perceber os ombros leves, sem peso algum, o pescoço solto, sem falar na respiração, que volta a ser profunda. É como se os pulmões estivessem expandidos de tal maneira que caberia todo o ar do mundo dentro deles naquele momento.

Em alguns casos, na verdade, na maioria das vezes, esse lugar é um abraço, e nele você tem todas essas sensações.

Miguel suspirou lentamente, como se estivesse sentindo todas as suas palavras. Parou um pouco, nos olhou e perguntou por que estávamos ali, na cadeia. E antes de qualquer resposta, ele já emendou: não precisam falar, a resposta é sempre a mesma, não muda, nem com o tempo, nem com as pessoas. A estabilidade de um emprego público e o salário, que não era dos melhores, mas também não era dos piores.

Afinal, quando alguém pergunta a uma criança o que ela quer ser quando crescer, ninguém responde agente penitenciário. Isso simplesmente não acontece. Essa profissão sequer passa pelo imaginário de uma criança.

Disse que, assim que começássemos a trabalhar, iríamos entender que o salário não era compatível com a função, uma vez que deveria ser maior. Isso porque nossas vidas mudariam drasticamente. Provavelmente mudaríamos de bairro, de uma casa para um apartamento, mudaríamos a escola de nossos filhos, e não frequentaríamos os mesmos lugares de antes, como bares e lanchonetes. Além disso, pensaríamos na segurança e na falta dela de uma forma nunca antes considerada.

E considerou os estudos que demonstram que a expectativa de vida de um agente penitenciário é muito menor do que a de outros profissionais, não ultrapassando os cinquenta anos. Inclusive, garantiu que ele mesmo já estava no lucro há alguns anos.

Rimos, mas de nervoso.

Não sei se ele queria que desistíssemos já nesse início ou apenas nos assustar. Mas, como tudo na vida tem os dois lados, não esperávamos a hora de ouvir a parte boa.

Ele disse que suas palavras eram pautadas na prática e que, muitas vezes, se questionava se tudo valia a pena. Reiterou que, com o tempo, esqueceríamos de fazer essa pergunta, mas que, em certas ocasiões, ela seria inevitável. Citou alguns momentos como exemplos e nos incitou à seguinte reflexão: até quando vale a pena?

Quando se enterrava um amigo assassinado pelo simples fato de ser agente; quando um agente sofria alguma violência física e mental em

CADEADOS MENTAIS: A PRISÃO NOSSA DE CADA DIA

uma rebelião; quando ficava acordado em casa sem conseguir dormir, e quando conseguia, surgiam os pesadelos; a preocupação constante com a família, em detrimento de sua escolha profissional; os crescentes casos de suicídio que superam as mortes violentas no meio policial; os ansiolíticos tarja preta, a maioria sem receita, que deixam as pessoas com aquele olhar distante, olhar de quem precisa fugir, mas não sabe sequer para onde. Sem falar no álcool, nas drogas ilícitas e na solidão, sim, porque um número significativo de agentes se separa de suas famílias, de seus antigos amigos, seja por meio do divórcio ou da distância, e não estou falando apenas da distância física, mas daquela cuja presença é insignificante, porque os pensamentos abandonam o corpo e vão para um mundo desconhecido, onde poucos conseguem penetrar.

Vivendo essa profissão vinte e quatro horas por dia, não há mais espaço para sermos bons pais, mães, filhos, maridos, esposas e amigos. Ao permitir que isso aconteça, você se sentirá cada vez mais sozinho, mesmo cercado de pessoas.

Esse cuidado em não se permitir esquecer quem é, além da exclusividade de ser apenas o profissional, parece lógico e fácil, mas não é.

Seu Miguel concluiu dizendo que uma leitura obrigatória para todos nós, nesse início, era "O Espelho", um conto de Machado de Assis, e que deveríamos revê-lo no último dia de trabalho para, então, tirarmos nossas próprias conclusões.

Li o livro indicado nesse mesmo dia e compreendi as palavras de Miguel instantaneamente. Minha percepção sobre ser agente estava apenas começando, e eu faria tudo certo para não me deixar dominar pela prisionização. O sistema não entraria na minha vida; eu sempre teria esse controle. E me veio uma certeza nesse momento: comigo seria diferente.

O triste da prisionização é a incapacidade de percebê-la; ela incorpora sua vida de uma forma lenta e silenciosa, e dificilmente quem a tem admite. Por isso, ela se perpetua no sistema e fora dele.

Seus sintomas são comuns e, às vezes, imperceptíveis, principalmente para quem convive com ela. Por isso, sua normalização é aceita no meio e, na maioria das vezes, apenas identificada por aqueles que estão de fora.

O problema está em ouvir quem está alheio ao sistema. É mais fácil ignorar e continuar doente.

Até quando?

Até o limite.

Mas qual é esse limite?

Enquanto estivermos respirando...

Capítulo VI

Preso contido x Preso contigo

Os dias foram passando, e sempre estávamos em postos diferentes, com agentes diferentes, em uma espécie de rodízio. Isso era muito bom, primeiro porque não havia marasmo, depois porque aprendíamos como trabalhar em cada parte da cadeia e com pessoas diferentes, cada qual à sua maneira, mas todos comprometidos em nos repassar o que sabiam.

Nem todos os agentes tinham o perfil para trabalhar ali; era perceptível essa diferença.

Mas a insistência e a boa vontade superam as fraquezas e limitações. Com o tempo, todos, de alguma forma, conforme suas aptidões, acabam por contribuir com o sistema. Identificar essas pessoas e saber colocar as pessoas certas nos lugares certos é saber fazer gestão; afinal, todos são bons em alguma coisa, e conduzir esse processo é essencial para que tudo funcione da melhor forma possível.

Os setores da unidade eram os mais diversos possíveis. Um dia, você estava escalado na galeria; em outros, nos canteiros de trabalho, nos corredores, na cozinha, na biblioteca, no quadrante, na portaria externa e na interna, como volante, que era o nome dado aos agentes que auxiliavam os demais nas movimentações e nas rondas. Sem contar que havia a inspetoria, a relatoria, auxiliares da segurança e da manutenção. Não há rotina na cadeia.

Nosso inspetor, por sorte, era o Miguel, cuja experiência só não era maior do que sua humildade.

Em certo momento, na hora do almoço, nos fez perceber a importância da observação, frisando algo bem peculiar sobre a cadeia.

O silêncio, quando excessivo, nunca é bom. É igual a criança: se está muito quieta, pode saber, tá aprontando.

Coincidentemente, nesse dia, a cadeia estava assim. Dava para escutar uma agulha caindo. Acredito que fazia parte do *script* para dar um toque especial de boas-vindas aos novatos.

Miguel gostava de tudo em perfeita ordem. Deus nos livre de um risco na parede, de um buraco, de sujeira à vista; tudo tinha que estar limpo, organizado e consertado.

Os presos já sabiam disso e os agentes também.

O pessoal dizia que ele tinha TOC, transtorno obsessivo-compulsivo, tamanha era sua preocupação com a ordem das coisas.

Ele disse que era seu jeito, inclusive em casa, e que até sua esposa reclamava dessa característica. Após conhecê-lo melhor, entendemos de onde vinha essa forma de conduzir as coisas.

Neste dia, ao final do plantão, ele nos chamou para uma reunião sobre o alinhamento de uma revista geral que aconteceria. Revista geral é o nome dado a uma revista mais minuciosa, em um espaço maior de atuação, geralmente em toda a unidade.

Ela aconteceria na manhã seguinte, na verdade de madrugada. Esse procedimento, quando realizado nesses moldes, visa pegar os presos de surpresa, com o intuito de minimizar o tempo para que eles consigam esconder ou se livrar dos objetos não permitidos, ou rasgar e queimar papéis importantes.

Miguel frisou que, nessa geral, a Polícia Militar também participaria para nos apoiar na segurança. Nessa época, em algumas unidades, a PM permanecia armada em alguns quadrantes, atuava nas muralhas e realizava escoltas.

Orientou que viéssemos com roupas escuras, além do colete que recebemos do Estado. Quem tivesse lanterna poderia trazer, pois a unidade não dispunha desse material para todos.

Ele nos disse que, no momento em que entrássemos nas celas, além de procurarmos por objetos ilícitos e não permitidos, também deve-

CADEADOS MENTAIS: A PRISÃO NOSSA DE CADA DIA

ríamos observar os papéis com números, nomes, enfim, qualquer coisa que pudesse conter informações importantes ou chamasse a atenção, bem como coisas que estivessem fora do padrão. Janelas quebradas, ferros serrados, coisas acumuladas, cubículos com buracos e pichações também deveriam constar no relatório ao final da revista para posteriores determinações.

Salientou que a cadeia precisa estar sempre em ordem, porque, do contrário, os presos se acostumam com a desordem e, o pior, nós também nos acostumamos, e isso seria um desastre. Não há dúvidas de que, muitas vezes, é muito mais cômodo não cobrar pequenas atitudes erradas, fingir que não se vê, mas, com o tempo, o pequeno torna-se grande, o pouco torna-se muito e, depois, tudo.

Ele observou que, na cadeia para restabelecer a ordem, quando uma nova forma de agir já está estabelecida, é muito difícil e, inevitavelmente, requer a imposição da força. Isso nunca é bom para ambos os lados. Por isso, deve-se manter a ordem e a disciplina continuamente. Esse deve ser o padrão estabelecido e aceito.

Nos perguntou se conhecíamos a teoria das janelas quebradas. Dissemos, em uníssono, que não.

Então, ele rapidamente nos contou o que lembrava dela.

Em 1969, um grupo de pesquisadores escolheu dois carros idênticos, da mesma marca, modelo e cor, e os abandonou em dois lugares diferentes.

Um deles está localizado no Bronx, um bairro mais pobre de Nova York, e o outro em Palo Alto, um bairro mais rico e tranquilo da Califórnia.

O carro começou a ser destruído rapidamente, inclusive houve roubo de partes do automóvel.

Enquanto o carro abandonado em Palo Alto manteve-se intacto.

Tudo certo. O experimento foi concluído, concordam?

Não, a experiência continuou, e agora vem a parte que nos interessa. Em um determinado momento, um dos membros que iniciaram o experimento resolveu quebrar um vidro do carro que se encontrava em Palo Alto e aguardar.

Aí veio a surpresa. Com essa simples ação, um vidro quebrado, tudo mudou, e o mesmo processo experienciado no Bronx se observou em Palo Alto. O vandalismo teve início e continuou até a completa destruição do carro.

Como isso pôde acontecer, se o bairro era seguro e tranquilo? Como, com apenas uma ação tão simples, o desenrolar de toda a situação mudou tão drasticamente?

E nos perguntou se agora compreendíamos a dimensão por trás da necessidade de manter as coisas como estão e, se elas estão em ordem, intactas e em segurança, a tendência é a continuidade desse *status*.

Se uma janela for quebrada e assim continuar, sem conserto, provavelmente outras serão quebradas, e isso iniciará um processo de destruição completa do ambiente. Isso não é apenas sobre janelas.

Assim que cheguei em casa naquele dia, fui ler a experiência completa, a origem e seus desdobramentos. Acabei compreendendo o contexto, e ficou claro o porquê de Miguel ser tão metódico e cuidadoso. Não era TOC, era precaução, e ele tinha razão para ser.

Após a geral naquela madrugada e manhã adentro, afinal, o procedimento foi até o meio-dia, almoçamos e começamos a liberar os presos para o pátio de sol. Esse procedimento era realizado todos os dias, exceto nos dias de visita e em dias de chuva.

Algumas vezes, alguns presos se recusavam a sair, o que era motivo de preocupação por parte da segurança e deveria ser investigado o mais rápido possível. Não raras vezes, nesses casos, descobria-se que estavam fazendo túneis ou tramando fugas. Também não era raro haver casos em que alguns presos estavam sendo ameaçados de morte ou estavam na "obrigação" de fazer algo que não queriam, mas a renúncia ou desistência dessa imposição poderia lhes custar a vida.

Assim que soltamos os presos, me dei conta da minha visão. Centenas de presos passavam por nós, andando de um lado para o outro,

CADEADOS MENTAIS: A PRISÃO NOSSA DE CADA DIA

entre nós, conversando sobre diversos assuntos. A maioria deles nos cumprimentava com muita naturalidade. Nesse instante, pude observar a cadeia com outros olhos; os presos nem sempre estariam atrás das grades. Muito pelo contrário, circulariam entre nós, fariam nosso almoço, nosso café, a limpeza da unidade, trabalhariam e estudariam. Enquanto estivéssemos ali, naquele espaço, eles também estariam. E a gestão de tudo isso caberia a nós exclusivamente.

Pensando assim, dei-me conta de algo singular, mas muito importante: preso nem sempre estará contido. Muitas vezes, estará contigo.

Uma boa parte deles não desvia o olhar, não abaixa a cabeça, nos observam, um misto de curiosidade, análise e intimidação. Nunca saberemos ao certo o que se passa em suas cabeças, nem eles nas nossas. É assim, vinte e quatro horas por dia.

Ouvi muito que agente penitenciário é um misto de profissões na unidade. Por vezes, exerce o papel de psicólogo, enfermeiro, professor, assistente social; enfim, ele é o canal que liga o preso a tudo.

Quando as unidades contam com esses outros profissionais, que, por sinal, fazem parte do sistema penitenciário e cuja importância é inquestionável, a unidade funciona perfeitamente e flui. Porém, muitas delas não os têm, e aí o agente penitenciário extrapola suas funções precípuas, acabando por exercer um papel para o qual não foi preparado, o que extrapola sua capacidade e responsabilidade, as quais já são grandes o suficiente.

Cadeia é isso: vence quem sai vivo, vence quem permanece vivo. Em todos os sentidos.

Capítulo VII

Amizade que começa na cadeia é para a vida inteira

Repentinamente, recordei-me do primeiro dia de trabalho, quando, ao término da visita à unidade, nos reunimos no refeitório e fomos separados em grupos para melhor distribuição das escalas e plantões. Lembro-me também do quanto fiquei feliz por ter permanecido na equipe do Varella, amigo que eu já havia feito no breve curso de formação.

Varella tinha a mesma idade que eu, vinte e cinco anos, era falante, de riso fácil, alto e com corpo atlético, mesmo sem fazer muita atividade física. Segundo ele, tinha uma boa genética, era otimista nato e comia e dormia sempre que podia. Seu lema era: "Aproveite enquanto pode". Gostava de viajar, de trilhas e de improvisar passeios de aventura. Adorava um bom vinho e gostava de todo tipo de música. Era tão fácil agradá-lo.

Namorava uma menina desde a adolescência e dizia que iriam se casar em breve. Que esse concurso tinha vindo em boa hora, que, inclusive, agora poderiam fazer uma festa de casamento e construir uma área *gourmet* na sua casa, para que fossem realizados os churrascos com o pessoal.

Ele não gostava de apartamento, ao contrário de mim. Dizia que aquilo era outra prisão, que os cachorros ficavam estressados, que tinha dificuldade em fazer sua horta, e que vizinho só presta para reclamar do barulho. Disse que uma vez morou em um e foi a pior coisa. Até com seu passarinho implicavam, só porque o coitado cantava o dia inteiro, desde as quatro da manhã. Só poderia ser inveja daquelas pessoas que não tinham a alegria que o passarinho tinha. Enfim, só esperou vencer o contrato e sumiu. Prometeu nunca mais voltar a ter esse tipo de vida.

Antes de passar nesse concurso, Varella era professor do ensino primário da prefeitura do município. Acredito que essa experiência lhe trouxe o dom da paciência. Era muito difícil tirá-lo do sério, e olha que eu tentava isso constantemente.

Quando perguntei se ele gostava de lecionar, ele respondeu que adora sua antiga profissão, que as crianças ensinavam mais do que aprendiam, que trabalhar com elas garantia uns anos a mais de vida, porque parecia que você não poderia envelhecer para conseguir acompanhá-las, mas que, em certos momentos, tiravam a paciência de qualquer um.

Dito isso, uma coisa veio à minha mente: como alguém opta por trabalhar com presos em vez de crianças? Migrar da educação para a custódia? Trocar uma escola por uma prisão é, no mínimo, uma escolha inusitada e interessante.

Diante dessa percepção, pensei em como a educação é tratada em nosso país. A desistência dos professores, ou sequer o início dessa jornada, e as motivações que os rodeiam.

Com certeza, muitos, além da vocação, têm paixão em ensinar e o fazem com maestria, da melhor forma que podem, com os recursos que possuem. No entanto, muitas vezes, permanecer nessa profissão torna-se inviável por diversos fatores, principalmente o salarial. E aí você se surpreende com os caminhos que eles escolhem, não por serem mais fáceis, mas por serem necessários. Assim como aconteceu com Varella, deve acontecer com muitos nesse Brasil.

Educação, segurança e saúde: a tríade mais importante da administração pública do Estado, muitas vezes é negligenciada e esquecida, mesmo sendo vital.

A educação é o início de tudo, mas também a sua continuidade. A formação intelectual, humana e social de uma pessoa tem um alcance que extrapola o tempo, altera verdades e institui dúvidas. É um movimento contínuo na transformação das pessoas.

Já a segurança é a garantia de diminuir riscos, perigos e perdas.

Nesse contexto, a prisão, que é a retirada coercitiva do ser humano da sociedade quando se pratica um crime anteriormente previsto na legislação vigente, retira o direito de ir e vir e, com isso, sua liberdade primária, assegurada constitucionalmente.

A prisão reforça um problema existente; ela é a prova de que, na sociedade, as coisas não estão funcionando como deveriam. O número cada vez maior de prisões é uma constante, e compreender o que determina essa condição é salutar para implementar políticas públicas aptas a diminuir ou parar essa constante.

Educação, segurança; todos são, de certa forma, uma espécie de controle, de direcionamento, assim como a família, a religião e a comunidade. Eles ajudam na formação do indivíduo e de seu caráter. Não são garantia de retidão ao longo dos anos, mas, com certeza, reduzem as chances de se desviarem ao longo do caminho.

Não há dúvidas de que todos têm a sua importância, estruturas e sentido de ser, mas a educação garante o acesso ao conhecimento e isso gera seres pensantes e transformadores.

Esses meus devaneios nas conversas com Varella me fizeram perceber que seríamos grandes amigos. Assim, começamos nossa trajetória na prisão, alinhada ao começo de uma longa amizade.

E como não poderia deixar de ser, como nas verdadeiras amizades, a cobrança pelo casório de Varella continuou. Dizíamos que ele tinha que parar de enrolar a Teresa e agilizar o festerê.

Varella economizou alguns meses, somou o dinheiro das férias e o décimo terceiro salário, e acho, aqui entre nós, que até fez um consignado, porque é como dizem: funcionário público sem consignado não é homem, é apenas um menino.

Finalmente, a grande festa aconteceu. Na verdade, foi uma festa simples, mas inesquecível. Música boa, comida boa; a cadeia em peso compareceu. Foi um dia memorável.

CADEADOS MENTAIS: A PRISÃO NOSSA DE CADA DIA

É assim que são as comemorações: na hora, são os melhores minutos da vida; depois, tornam-se lembranças, fotografias. E, quando se vê, o tempo passa como um foguete, mas elas continuam intocadas, como uma visão em câmera lenta do acontecido, de quem você foi ou do que poderia ter sido.

Varella era apaixonado por Teresa desde sempre e, segundo ele, para sempre. Era bonito ver os dois juntos, construindo suas vidas, tijolo por tijolo, literalmente.

Ambos eram de família humilde e, aos poucos, foram realizando seus sonhos e suas loucuras. A maior delas foram seus dois filhos, segundo o próprio Varella.

Filhos são uma dádiva, mas também a maior das responsabilidades. É um amor que não se controla, que assusta, seja pela inexperiência ou pela importância.

Eu me divertia muito ao ver Varella, mesmo com o passar dos anos, ainda chamando os filhos de crianças, porque, para ele, o tempo não importava; eles nunca deixariam de ser crianças.

Quando se entra na cadeia, a maioria dos agentes é casada, mas, com o passar do tempo, uma boa parte acaba se separando. Raros são os relacionamentos duradouros no sistema.

Com Varella, aprendi que o casamento pode dar certo e torço muito por eles.

Confesso que até me inspirei e tentei achar minha alma gêmea, e não foram poucas as tentativas.

Tive uma grande paixão na adolescência, mas não prosperou. Depois, apareceram outros lances, mas parece que sempre volto o pensamento aos meus dezessete anos e quando a conheci. Não sei como isso é possível.

Foram apenas alguns meses de relacionamento. Mais precisamente, sete meses e dez dias, mas de uma grande intensidade. Talvez isso fosse o amor, mas agora que ele passou, o que eu faria? Será que encontraria outro? Não tenho essa resposta. Busco, sem querer, comparações, mas não encontro.

Não aceito o fato de ela ter me deixado. Essa rejeição me consome. O pior foi ela não ter me dito o motivo, não ter me dado a oportunidade de fazer algo, simplesmente foi embora.

Acho que o amor é sorte, e não é para todos.

Digo sorte porque, de bilhões de seres humanos, encontrar um que te deixe ser quem você é, ou que, de alguma forma, te ajude a se tornar melhor, te admire, te respeite e te complete, não é uma tarefa fácil.

Varella dizia que relacionamento é como o mar: há momentos em que ele está calminho, que até parece uma lagoa. E como é bom ficar ali, sem medo de se afogar; é uma tranquilidade sem igual. Mas, em alguns momentos, aparecem as ondas, algumas que mais parecem tsunamis, e aí você tem duas opções: fugir ou aprender a nadar.

Ele ainda disse: eu e minha esposa escolhemos aprender a surfar, o que é ainda melhor do que nadar.

Já a minha paixão resolveu fugir.

Lembro-me de quando voltava para casa nos primeiros dias de trabalho; refletia e, invariavelmente, acabava pensando no que eu estava fazendo da minha vida. Onde eu tinha ido parar?

Com faculdade, especialização e tantos caminhos a seguir, quais seriam os motivos para que o destino fizesse essa curva e me levasse direto para a cadeia?

Essa resposta nunca tive. A vida nos dá um monte de perguntas, mas nem todas as respostas. Ela traça o percurso e, por mais que você tente desviar ou fugir, algumas coisas simplesmente acontecem no seu tempo, do seu modo.

Assim é a cadeia, onde a adrenalina diária te vicia, e quando você se dá conta, não sabe ao certo como, começa a gostar, a querer mais, mesmo que não admita, mesmo que muitas vezes sequer perceba.

CADEADOS MENTAIS: A PRISÃO NOSSA DE CADA DIA

Esse mundo de realidade e fantasia é um mundo para poucos. Ele movimenta quase um milhão de pessoas e, apesar do número estrondoso, muitas vezes quem lá se encontra sente-se invisível e solitário, como se deixasse de fazer parte do contexto social.

Aqueles muros tão altos, muitas vezes, não são apenas para evitar que os presos saiam. Eles também existem para evitar que o resto da sociedade entre. Por esse motivo, naqueles que lá se encontram, não é rara a sensação de abandono e solidão.

Capítulo VIII

O tempo passou, mas o passado não

Inacreditável que se passaram trinta anos desde o primeiro dia, e mais inacreditável ainda é que fui escalado na mesma galeria, meu primeiro posto de trabalho, e vou tirar o plantão com o mesmo agente daquela primeira vez. Coincidência?

Depende do ponto de vista.

Acredito que a vida, em alguns momentos, nos dá a liberdade com o livre-arbítrio, mas, em outros, não se importa tanto e segue do jeito dela.

Você tem o direito de desejar, querer, planejar e até executar, mas nem sempre terá a certeza de que as coisas sairão do seu jeito, mesmo que você as realize. Saber lidar com os imprevistos e com o processo é o que faz a diferença no resultado final.

O importante ao longo da trajetória é compreender que não temos o poder total sobre a vida, que planos e metas são diferenciais tão importantes quanto o acaso e as mudanças repentinas.

E o quanto estamos preparados para elas?

As mudanças decorrentes do tempo não são apenas perceptíveis no espelho ou nas fotografias, quando vemos as rugas, cabelos e barba brancos. São principalmente sentidas no modo como encaramos a vida. Nosso espírito determina nosso tempo, nossa idade, mais do que a carteira de identidade.

Agora, a forma como encaramos o passar dos anos é individual e intransferível. Ela faz com que pessoas de sessenta anos aparentem ter vinte, assim como faz com que pessoas de vinte aparentem ter sessenta.

CADEADOS MENTAIS: A PRISÃO NOSSA DE CADA DIA

Ela reveste o corpo de tal maneira e com tanta força que a idade passa a ser coadjuvante, sendo apenas uma condição cronológica inevitável.

Trabalhar no mesmo lugar, com as mesmas pessoas e por um longo tempo tem suas vantagens, porém também algumas desvantagens. O bom é que laços fortes são criados; o ruim é a constatação da percepção do tempo e a certeza de que estamos envelhecendo. É como se, ao olharmos as mudanças neles, entendêssemos que as nossas também são visíveis, mesmo que apenas aos olhos dos outros.

Eu estava escalado com o Varella, meu melhor amigo, como no primeiro dia. Perguntei a ele se concordava comigo sobre a questão da percepção do tempo e sobre a importância de se fazer um estudo sobre a vida na prisão, porque é quase uma contradição. Ao mesmo tempo que parece que foi ontem que começamos, parece uma eternidade o tempo em que estamos aqui. É exatamente assim que vejo em certos momentos.

Quantas oportunidades gritaram por nós, quantas chances tivemos de sair, algumas ofertas de emprego, assumir ou tentar outro concurso público, empreender, mudar de cidade, estado ou país. Mas sabe a verdade?

É que a cadeia vicia igual ao café, e todo dia você precisa de um golinho; se não, dá tremedeira, crise de abstinência, e você acaba mantendo o vício.

Continuei falando com ele sobre a possibilidade de nos aposentarmos, assim como todos os policiais que haviam entrado conosco no mesmo concurso.

Lembro-me de cada um: jovens ambiciosos, curiosos, e agora senhores, alguns avós. O quanto era estranha e, ao mesmo tempo, satisfatória essa sensação.

A aposentadoria é quase uma contradição. Você, de certa forma, está livre para alçar novos voos, mas suas asas são as mesmas de sempre, porém, ainda mais velhas e atrofiadas pelo decurso do tempo.

E saber alçar esse voo com o que você tem é o segredo para seguir em frente.

E te digo mais, Varella, amigo meu, você sabe me dizer por que o tempo é tão cruel com as pessoas? Sinceramente, na cadeia mesmo, há momentos em que o lugar se transforma em uma competição de quem está pior. E te digo, com certeza, que não é possível escolher o vencedor. E já emendei: e você, Varella, continua com seus planos ou mudou de ideia para quando o grande dia chegar?

Claro que eu sabia a resposta; afinal, ele me dizia isso há anos. Disse-me que não esperava a hora de se aposentar e fazer caminhadas pela manhã junto ao mar com a Teresa, tomar uma água de coco ao entardecer, depois um açaí e viajar pelo mundão, mas só para lugares quentes, pois detestava o frio.

Segundo ele, para dar conta de todos os planos, teria que viver uns cem anos, mas noventa e cinco já estavam de bom tamanho.

De imediato, venderia seu carro e compraria um trailer. Inclusive, já havia visto um na internet, todo equipado. Realmente, era uma casa completa, mas em tamanho reduzido. Nela, havia tudo o que precisavam, sem excessos, apenas o necessário.

Seus filhos já estavam criados e trabalhando. Agora, era cada um por si. Seus olhos chegavam a brilhar ao contar seus planos para o futuro; ele tinha tudo organizado.

Sabe aquelas pessoas que, quando falam de algo que amam, seus olhos acendem como faróis e você acaba sonhando junto com elas?

Assim é Varella. Parece que o seu entusiasmo não se conforma em ficar apenas na sua mente e transborda de tal forma, com tanta força, que seus olhos mal conseguem acompanhar tamanha emoção; eles se expandem e brilham.

Em seguida, ele devolveu a pergunta para mim, já sabendo a resposta. Você continua com essa loucura de trabalhar até que te toquem compulsoriamente?

Respondi com um sorriso no rosto que sim. Era incrível a diferença entre os nossos planos. Eu, diferentemente dele, não me imaginava aposentado e ficando em casa. Quando o despertador tocasse, como seria toda a rotina desconstruída? Teria que fazer novos planos? Isso me daria um enorme trabalho.

A verdade é que nunca achei que esse dia chegaria, e os anos foram passando com tanta intensidade que, quando vi, décadas haviam se passado.

Dediquei-me tanto ao sistema que cada conquista dele era um pouco minha.

Claro que todos os avanços foram construídos por muitos, com muitas mãos, e foram muito significativos para a instituição. Mas, quando se faz parte do processo, por menor que seja a sua contribuição, isso traz uma sensação de pertencimento, mesmo sabendo que não é sobre você.

Esses planos foram feitos para a continuidade do próprio sistema e acreditar que, de alguma forma, te pertencem só trará sofrimento. É preciso aprender a desapegar, mesmo que isso seja desconfortável e doloroso.

É necessário entender que nada fica intacto com a nossa presença, que sempre deixaremos um pouco de nós e que levaremos um pouco do lugar, por mais breve que o tempo de permanência seja.

E se, de alguma forma, alguns desses lugares ou pessoas nos trouxeram sofrimento e decepção, não devemos nos ater a essas lembranças; afinal, essa percepção só foi possível pela vivência. E quem você é hoje é diferente de quem você era ontem, e provavelmente eles também não são os mesmos. A transformação mútua é inevitável.

Viver a vida pensando em como teria sido diferente é praticar uma autossabotagem, uma injustiça diária consigo mesmo, porque, se hoje você pensa dessa forma, é graças às coisas pelas quais você passou. Isso é quem você é: um resumo das experiências boas e ruins vividas.

Deixar o nosso melhor e carregar o melhor das pessoas e dos lugares nos quais estivemos é um carinho que devemos ter para com os outros, mas principalmente conosco.

Continuei falando para Varella sobre minhas motivações em continuar. Disse-lhe que neste lugar está minha vida e meus amigos. Sei que os antigos sairão, mas me dou bem com a rapaziada que chegou, sem falar que ainda tenho alguns projetos, especialmente neste momento com a recente criação da polícia penal.

Varella me olhou no fundo dos olhos e disse: Amigo, espero que não seja tarde demais quando você decidir sair, tirar todas as suas férias vencidas, licenças e, enfim, se aposentar. É merecido e necessário, mas cada um sabe da sua vida, e lhe desejo sorte na decisão que você tomar, seja ela qual for.

Essa eterna sensação de que a cadeia precisa de nós, pelos mais diversos motivos, sempre vai existir. O sistema faz com que você se sinta imprescindível, não que você não tenha importância, mas com certeza ele sobrevive sem a gente. Afinal, somos insubstituíveis pelo que somos, nunca pelo que fazemos.

No fundo, sempre admirei Varella e a leveza com que levava a vida. Sempre foi um profissional exemplar. Mais do que isso, um bom marido e um ótimo pai, colocando sempre a sua família em primeiro lugar.

Nunca deixou de ser responsável e sabia administrar seu tempo como poucos. Sabia que a vida era uma questão de percepção e que o tempo e a saúde não tinham preço, mas valor. Por isso, valorizava "os seus", dispunha de tempo a eles, tempo de qualidade, com vontade de estar presente. Ele tem tantos sonhos que, às vezes, é preciso dizer a ele para voltar para a Terra.

Nunca se iludiu com poder ou cargo. Quando os exerceu, fez o melhor que pôde, sempre sabendo que era transitório. Por esse comportamento, acabou perdendo alguns pseudoamigos, que pensavam diferente dele, mas também fez outros tantos, pelos mesmos motivos, e essas amizades permanecem intactas até hoje.

Tomamos um cafezinho e continuamos nosso momento de nostalgia, afinal, vinte e quatro horas de plantão demorariam a passar, principalmente à noite, quando os presos estão em suas celas, não há movimentação na cadeia e o silêncio típico da cadeia noturna predomina.

Perguntei como quem não quer nada ao Varella se ele se lembrava da Letícia. Ele confirmou com a cabeça, então continuei: Você acredita que conversei com ela esta semana, pela rede social, e soube que ela ainda está casada com o turco e que agora moram nos Estados Unidos? Inclusive, disse para providenciarmos nossos vistos para que possamos visitá-la.

Lembra quando ela disse que estava cansada de trabalhar na penitenciária, que a experiência foi válida, mas que havia concluído sua jornada? Inclusive, você brincou dizendo a ela que, na verdade, ela tinha medo dos fantasmas da cadeia, aqueles que faziam barulhos à noite.

A coitada não dormia nem um minuto e insistia que ali era mal-assombrado, e que, inclusive, ela tinha visto e ouvido diversas vezes "umas visagens", e que, até uns recados elas mandavam. Todo mundo ria, mas era de medo também "das visagens", e, convenhamos, todo mundo já viu ou ouviu coisa estranha na cadeia.

Quando você falou aquilo, ela riu por um longo tempo e respondeu que tinha medo de você, que de dia já era feio, mas de noite era mais feio que os fantasmas.

Todos sabíamos o verdadeiro motivo da saída dela. Depois que o seu irmão, também policial, só que militar, havia cometido suicídio, tudo mudou. Ela deixou de acreditar que poderia fazer a diferença, que a segurança pública fizesse algum sentido, e uma tristeza, pouco perceptível aos demais, a corroía internamente.

Quando você deixa de acreditar no sistema, ele vence. Essa escolha pode parecer fraqueza ou desistência, mas muitas vezes torna-se inevitável.

Por muitas vezes, é necessário tomar um fôlego e respirar. Depois, com mais clareza, retornar e continuar enfrentando e lutando. As batalhas são diárias e dar um passo para trás, muitas vezes, é mais importante do que avançar sem rumo. É preciso estratégia, clareza e coragem.

O sistema não descansa.

O problema é quando se desiste, não se tem mais propósito e dança conforme a música; não cria mais nada, não muda mais nada, não contesta, não opina, não faz diferença. Deixa de ter voz e passa a ser meramente ouvinte, sai da arena e senta-se na arquibancada; afinal, ali é mais seguro, por isso, sempre há expectadores.

Mesmo com tudo o que aconteceu, Letícia disfarçava sua tristeza com constantes brincadeiras. Era seu modo de enfrentar os problemas, fazendo os outros rirem. Inclusive, brincou no dia em que pediu a exoneração. Disse que o real motivo de sua saída era que ela não podia usar salto alto na cadeia, porque ecoava aos quatro cantos e o diretor Cortês vivia reclamando. Olhando para ele, que estava a seu lado, disse: "Verdade ou não, Cortês?".

Cortês lhe deu um abraço demorado e, em seguida, todos nós o fizemos. Nos despedimos, sabendo que a decisão estava tomada e que nos restava torcer para que ela ficasse bem, onde quer que estivesse.

Sempre que um policial sai, seja pelos mais diversos motivos, um misto de sentimentos ocupa nossas mentes. Dentre eles, a dúvida se foi a melhor escolha e, talvez, um pouquinho de inveja da coragem de largar um serviço público e arriscar.

Esse lançar-se ao novo é sempre um ato de bravura e gera muitos comentários.

Então, voltando à conversa que tive com ela, Letícia me contou que está feliz da vida e é dona de uma clínica de estética com o turco como sócio. Na verdade, ele financiou seu empreendimento. Ela está ainda mais bonita, com cílios grandes, boca grande e nenhuma ruguinha. Esse negócio de procedimento estético até confunde a gente, mas os olhos nunca. O brilho e a intensidade dos olhos dela são os mesmos.

Como é bom ver os nossos bem, mesmo que distantes. Saber que a saída da prisão não é o fim em si, mas que para muitos pode significar o começo de tudo.

CADEADOS MENTAIS: A PRISÃO NOSSA DE CADA DIA

Por que a mudança nos incomoda tanto? Se fôssemos para ficar no mesmo lugar, teríamos nascido planta, e não gente. Temos pernas para nos mover, e por que isso, que é algo tão natural, nos incomoda tanto? Conheço pessoas que nunca saíram de suas cidades, estados, e não é por questão financeira. É como se tivessem raízes em vez de pés. Ou acabam ficando no mesmo trabalho, casamento ou qualquer situação que as deixe infelizes, por comodismo ou medo. Não compreendem que essa situação suga sua força vital, seus dias, meses e anos, e quando se percebem, não tem volta. O abismo criado é tão grande que é melhor deixar tudo como está, apenas continuar; afinal, era para ser assim.

Permanecemos alguns segundos em silêncio, eu e Varella, o que era raro. Acabei quebrando o silêncio perguntando: como seria a vida da Letícia se ela tivesse continuado no sistema?

Ou se nunca tivesse entrado?

Como é difícil imaginar o passado, traçado de outra forma.

E tentar alterar aquelas escolhas que pareciam certeiras.

E por que esses pensamentos são tão recorrentes para todo mundo, o tempo todo?

E se...

Capítulo IX

A Inesperada fuga de Serrinha e Poca Vista

Após meus devaneios mentais, esperei que Varella preenchesse o livro de ocorrências da galeria, o que ele fez rapidamente. Uns dez minutos depois, continuei a contar a ele sobre a surpresa que Letícia estava planejando. Dentre tantas novidades, ela disse que escreveria um livro sobre a história de Poca Vista e do Serrinha.

Ela me contou que tinha lido em algum lugar que todo mundo deveria escrever um livro, ter um filho e plantar uma árvore.

Eu ri e perguntei: onde estava o seu filho, então?

Ela riu e me respondeu que seria uma coisa de cada vez. Que, até agora, já havia concluído trinta e três por cento da missão e plantado a bendita árvore. Ela até me perguntou se a árvore precisaria estar viva ou se apenas tê-la plantado já seria o suficiente.

Eu disse que, sem sombra de dúvidas, o plantio era o que importava. Quanto ao crescimento, o destino era o responsável.

Ela deu aquela gargalhada gostosa.

Varella me interrompeu e disse achar engraçadas essas "obrigações" que impõem às pessoas, como se para ser feliz e realizado, elas precisassem cumprir um ritual.

Ele complementou seu raciocínio dizendo que, para ser feliz de verdade, você precisa encontrar a sua maneira de se sentir feliz. Não precisa ser como os outros são ou fazer o que eles fazem; basta se conhecer o suficiente.

CADEADOS MENTAIS: A PRISÃO NOSSA DE CADA DIA

Ele disse que essa busca parece muito simples, mas muitas vezes é uma grande dificuldade saber quem você é e, principalmente, o que você quer.

A imitação nos prende a padrões, e esses nos tornam dependentes das ações dos outros. Não abrindo espaço ao autoconhecimento, e quando percebemos, não lembramos mais quem somos; e quando lembramos, não gostamos.

E então surge a grande questão: seguir ou não seguir padrões?

Ser janela ou espelho?

Falei para o Varella que hoje estávamos muito filosóficos, mas que eu precisava terminar de contar o que comecei. Perguntei se ele se lembrava daquelas figuras, o Poca Vista e o Serrinha?

Ele prontamente me respondeu: havia como esquecer?

Nunca me canso dessa história, Varella. Sem dúvidas, uma das melhores dessa cadeia. Se eu não tivesse visto com meus próprios olhos, nem eu acreditaria.

Vendo o novato Damião entregando as marmitas aos presos na galeria, já perguntei se ele conhecia essa história do Serrinha. Ele me olhou como quem não acreditava no que estava ouvindo e respondeu que apenas umas cinco vezes.

Não dei importância ao sarcasmo dele e disse para ele terminar o trabalho, sentar-se e escutar pela sexta vez.

Enchi-me de orgulho ao dizer que sempre se pode aprender ouvindo um antigão. Isso mesmo, agora éramos os antigões, e esse privilégio ninguém me tirava.

Damião se sentou e ouviu atentamente. No fundo, ele gostava das histórias; além do mais, sempre havia algo novo que ficara para trás em cada versão contada ao longo dos anos.

Lembro-me como se fosse hoje. Havia voltado das férias e estava escalado na oitava galeria, juntamente com a Letícia. Assim que nos encontramos, ela veio ao meu encontro trazendo um café. Ela sabia que eu era viciado em café. Me abraçou e disse que estávamos no mesmo posto de trabalho naquele dia, na galeria.

Ela me falou para fazermos a contagem. Sugeriu fazer do lado direito, e eu, do esquerdo. E, na sequência, tomaríamos o café. Eu prontamente retruquei, porque não gostava de tomar café frio. Então, ela disse que faria as duas galerias, mas que, ao final do plantão, eu também faria nas duas. Selamos ali o nosso acordo.

O plantão ocorreu na maior tranquilidade. Permanecemos na mesma galeria durante as vinte e quatro horas. Realizamos os procedimentos comuns, como revistas, entrega da alimentação e soltura para o pátio de sol; nada de anormal.

Só no outro dia, passadas as vinte e quatro horas do plantão, quando fui fazer a contagem das duas galerias para passar o plantão para a próxima equipe, é que percebi a falta de dois presos: Poca Vista e Serrinha.

De início, achei que estavam escondidos; não seria a primeira vez que fariam isso. Mas, assim que abri a cela e dei uma rápida olhada, pude observar que não estavam lá e que no chão havia um buraco. Na verdade, olhando melhor, era um túnel. As roupas que estavam ali estavam cheias de terra, da escavação.

Incrédulo, pedi para a Letícia acionar a "vaca" e chamar reforço pelo rádio, mas ela não acreditou na fuga. Achou que eu estava brincando e ficou uns cinco minutos rindo sem parar.

Não era para menos, pois como é que um preso meio maluco e um deficiente visual, na verdade, totalmente cego, conseguiriam fugir de uma prisão de segurança máxima?

Corri para o CFTV, local onde se pode ver todas as imagens da unidade em tempo real. Uma sala cheia de telas, onde o agente fica escalado para observar os acontecimentos no interior e nas imediações da cadeia, monitorando tudo o que acontece por meio das câmeras instaladas.

Observei atentamente o que havia acontecido nas últimas vinte e quatro horas. O sistema possibilitava rebobinar a fita, mas não percebi

CADEADOS MENTAIS: A PRISÃO NOSSA DE CADA DIA

nenhum sinal de fuga na parte externa da unidade. Não havia corda nos muros, as chamadas "teresas", que nada mais são do que cordas feitas com lençóis. Não houve nenhum cadeado externo arrebentado, nenhum alarme disparado. Então, como eles poderiam ter simplesmente sumido? Como saíram da unidade sem deixar rastro? O túnel deveria tê-los levado à rua, mas uma câmera também estava instalada nessas proximidades, e nada daqueles dois.

Após a chegada dos demais policiais e do inspetor da equipe, decidimos que o único jeito de os encontrar seria seguindo o túnel, mesmo ele sendo extremamente estreito, perigoso e escuro. Como eu era o mais magrinho, fui o escolhido e, para falar a verdade, me voluntariei, tamanha curiosidade que me consumia.

Devagar e com muito medo, fui todo encolhido, rezando para não desabar tudo sobre minha cabeça.

O túnel havia acabado, não seguia adiante. Olhei para cima e vi uma luz, uma claridade peculiar e vozes conhecidas. Quando passei pelo buraco, dei de cara com eles. Poca Vista e Serrinha estavam rindo e comemorando a proeza. Quando me viu, Serrinha me disse para falar baixo, que eles eram fugitivos perigosos e que ficariam ali um tempo, e logo sairiam, seguindo seu caminho.

Eles não haviam me reconhecido, pois eu estava coberto de terra, principalmente no rosto.

Quando percebi todo o contexto, não acreditei no que vi. Eles haviam cavado o túnel na direção errada. Ao invés de cavarem em direção à rua, cavaram mais para o interior da unidade.

Confesso que não sabia se ria ou se gritava com eles. Naquele momento, a única coisa que eu sabia era que nunca mais na vida entraria em um túnel como aquele.

E lá estava eu, todo sujo de terra, com outros dois malucos, também sujos, em uma cela, gritando por ajuda. O rádio não estava funcionando e eu não tinha as chaves daquela cela. Como eu iria adivinhar tamanha proeza?

Continuei gritando, até que apareceu um agente penitenciário novato, chamado Herculano. Quando chegou, nos olhou e continuou parado feito uma estátua, não acreditando no que via. Depois da paralisia temporária, pediu apoio pelo rádio, dizendo que precisava de ajuda, pois na cela que estava vazia, agora havia três presos sujos de terra. Para piorar, um deles, aparentemente o mais doido, dizia que era agente penitenciário.

Expliquei a ele a história, mas, pensando bem, não culpo Herculano por sua incredulidade, considerando os fatos.

A culpa mesmo era dos meus amigos que estavam rindo na outra galeria, em vez de virem me soltar.

Falei para Herculano que abrisse logo aquela porta ou ele iria se ver comigo. Ele disse: ver o que, seu doido? Vocês vão é para a solitária se continuarem com essa loucura.

Vi que essa conversa não chegaria a lugar nenhum, e eu estava tão cansado que me deitei no beliche que havia na cela e aguardei os outros agentes chegarem, o que fizeram sem a menor pressa.

Quando chegaram, riram até se acabarem e pediram para Herculano me soltar. O que ele fez de pronto, depois de me pedir mil desculpas. Até hoje, ele conta essa história e ri a ponto de chorar.

Ainda não acredito que aquele "atraso" achou que eu era um preso. Atraso é como são chamados os agentes que demoram para perceber algo. Só porque eu estava sujo de terra, com dois doidos em uma cela, gritando e o ameaçando. Quanta falta de esperteza.

Perguntei a Varella se ele lembrava que Serrinha era até meio gordinho e, mesmo assim, havia conseguido passar por aquele túnel. Até hoje, não sei como ele conseguiu. Deve existir um santo próprio dos presos que encolhe seus corpos, tanto na altura quanto na gordura, na hora da fuga. Só pode.

Ainda não sei como ele passou por aquele túnel. Serrinha tinha o cabelo ralo, olhos grandes e pretos, uma cara engraçada. Dava vontade de rir só de olhar para ele. Mas, de todas as suas características,

CADEADOS MENTAIS: A PRISÃO NOSSA DE CADA DIA

a mais marcante era seu sorriso, em especial porque ele tinha alguns dentes faltando. Já o Poca Vista, esse sim era um fiapo de gente, muito magrelo, e olha que não era por falta de comida; comia tudo o que lhe dessem, só que não engordava. Ele sempre dizia que sua genética era privilegiada. Era um pouco tímido e tinha bonitos olhos azuis, os quais sempre "olhavam" para baixo.

Até dessa condição, o amigo Serrinha brincava. Dizia que era um desperdício ter olhos azuis no Poca Vista: do que adianta ter olhos azuis se não enxerga nada? Serrinha vivia rindo dessa situação, dizendo que quem tinha que ter olhos azuis era ele, que enxergava e, acima de tudo, já era provido de beleza. Mas já emendava que, se os tivesse, seria ainda mais difícil lidar com todo o assédio. E, segundo ele, Deus sabe o que faz.

Antes mesmo de serem presos, já eram grandes amigos e até moravam juntos em uma espécie de casa para desabrigados.

Nunca soubemos ao certo sobre o passado deles, primeiro porque não havia registros, depois porque eles não tinham documentos e não lembravam quem eram, de onde vinham, seus sobrenomes e nem seus endereços. Alguns desconfiavam que eles eram irmãos, mas também não havia como ter certeza.

A deficiência visual de Poca Vista era suprida pelo excesso de cuidado de Serrinha. E as loucuras de Serrinha eram intensificadas pelos devaneios de Poca Vista, uma dupla como nunca existiu nessa cadeia.

Para falar a verdade, eles se divertiam e acabavam nos divertindo também.

Às vezes, o que mais precisamos é de um pouco de loucura. A vida já é tão séria e exige tanto da nossa capacidade de racionar que chega a parecer, por vezes, que sanidade em excesso é que é loucura.

Serrinha e Poca Vista não se desgrudavam; inclusive, foram presos juntos por tentar assaltar um banco com uma cetra, ou estilingue, como é conhecido em outros lugares, um bornal cheio de pedras e uma espada de plástico, que Poca Vista segurava ao contrário por não enxergar e por não saber ao certo o que faziam. Apenas tinham visto e ouvido em um filme que isso poderia dar certo.

Não fosse uma senhora ter infartado exatamente quando eles deram voz de assalto, a pena deles seria muito menor. O pior é que, segundo o médico, aquilo aconteceria de qualquer forma devido ao entupimento de sua artéria.

O promotor do caso era "casca grossa", e o advogado dativo não podia ajudar muito, porque os clientes não falavam coisa com coisa e não havia testemunhas de defesa.

Acabaram ficando um longo tempo na prisão. Um louco de pedra e o outro também, e ainda cego, estavam presos há mais de dez anos. Acho que acabaram sendo meio que esquecidos. Ninguém se importava com eles; nunca receberam visitas, nem cartas. O advogado nunca mais foi visto. Eram dois solitários, por si mesmos.

Na verdade, os agentes faziam o que podiam. Muitas vezes, parecia que falavam com as paredes, pois eram totalmente ignorados, não por falta de educação ou desprezo, mas por falta de entendimento.

Serrinha deveria se chamar "Sarrista", uma vez que tirava sarro de todo mundo, inclusive dos policiais. Dizia que eles iam ficar mais tempo na prisão do que qualquer preso, porque os presos sairiam uma hora ou outra, mesmo os que cometeram crimes de verdade, mas a polícia demorava para se aposentar; era só ver o quanto estavam velhos e acabados nesse tempo em que estavam presos. E ainda começava a frase com: "com todo respeito".

E o que os agentes faziam? Riam, afinal, era verdade.

Desde que chegaram à cadeia, Serrinha dizia que ia fugir e levar o Poca Vista com ele; todos ignoravam. Não teria como ser diferente, considerando a condição de cada um deles.

Como levar a sério que eles fugiriam de uma penitenciária de segurança máxima, se até para os presos perigosos essa proeza era rara?

O Poca Vista era mais novo e com ares de inocência. Não percebia a maldade nos outros, acreditava em tudo, especialmente no Serrinha, seu amigo e conselheiro.

Os apelidos eram, de certa forma, óbvios: Poca Vista, porque era cego, e Serrinha, porque andava com uma pequena régua de plástico, que ele insistia ser uma serra afiadíssima. Quando lhe perguntavam para que ela servia, ele respondia que a usaria para sua defesa na prisão e para sua fuga. E, como não poderia deixar de ser, essa explicação era ignorada.

Estranha essa peculiaridade da loucura. Você se torna quase um homem invisível; o pensar e agir de forma diferente o afasta do comum, e isso traz uma espécie de liberdade concedida.

A loucura te livra das verdades que dominam e doem, das convenções sociais, e te aproxima de outros como você, que dificilmente te julgam, apenas acompanham seus devaneios e criam os deles.

Com o passar dos anos, Serrinha e Poca Vista foram ficando mais isolados em seu mundo insano.

Os próprios agentes os mantinham assim, com uma certa liberdade; afinal, era também uma comodidade. Serrinha, apesar de meio maluco, cuidava muito bem de Poca Vista, pois, sendo cego, inevitavelmente precisava de auxílio. Ele o ajudava em tudo, principalmente em manter o amigo animado e otimista, com suas histórias mirabolantes.

Serrinha havia prometido que tiraria Poca Vista daquele lugar e que, assim que fugissem, iriam para o Pantanal respirar ar puro. Convenceu o amigo de que o que eles precisavam era do contato direto com a natureza.

Esse era o motivo pelo qual Serrinha criou seu plano. O assalto resultaria no dinheiro necessário para essa viagem. Havia algumas condições a serem observadas. O dinheiro roubado teria que ser apenas o suficiente, e, para saber a quantidade aproximada, só poderiam pegar o valor que coubesse em seus bolsos, nada de sacolas ou outro objeto que pudesse servir para guardá-lo. O objetivo inicial precisaria ser mantido, e o excesso de dinheiro seria ambição; nesse caso, não era o intuito.

Serrinha convenceu o amigo dessa empreitada, e Poca Vista acabou aceitando, sabendo que o amigo jamais lhe faria mal.

Mas as coisas saíram um pouco de controle, e Serrinha nunca se perdoou por colocar o amigo na prisão. Prometeu que o protegeria e, assim que possível, o tiraria dali. E assim o fez: começou a executar seu plano de fuga, quase dez anos cavando o túnel. Até que o grande dia havia chegado.

Serrinha avisou Poca Vista que hoje seria o dia em que fugiriam essa noite para o Pantanal. Estava tudo certo, o túnel estava pronto, não tinha erro. Ele iria na frente e Poca Vista se seguraria nele, para ter uma espécie de guia. E, como não poderia ser diferente, Serrinha brincou com o amigo, dizendo a ele para não se assustar, pois dentro do túnel era muito escuro. Poca Vista riu a ponto de doer a barriga; como se isso fizesse alguma diferença para um cego.

E na hora marcada, o fizeram. Às vinte e duas horas, colocaram suas roupas de receber visitas, as quais nunca receberam. Porque sair de uniforme seria burrice, pois poderiam ser facilmente identificados. E começaram a andar pelo túnel. Algumas horas depois, ou minutos, ou dias, eles não sabiam precisar, Serrinha avistou uma luz e avisou Poca Vista que haviam chegado, inclusive pediu ao amigo silêncio.

Tiveram que fazer um novo buraco acima de suas cabeças para sair. Depois de um longo tempo quebrando o cimento, conseguiram. Saíram do túnel para uma sala escura e toda cinza, muito parecida com a cela onde estavam. Assim que colocaram os pés nela, Serrinha não quis nem olhar os detalhes, apenas disse ao amigo que haviam conseguido.

Entretanto, teriam que ficar ali por mais algum tempo, até que ele pudesse organizar a logística do transporte para o Pantanal. Pouca Vista não cabia de tanta felicidade em "ver" a liberdade e prometeu se comportar até que conseguissem concluir o objetivo.

CADEADOS MENTAIS: A PRISÃO NOSSA DE CADA DIA

Serrinha não acreditou quando se deparou com a realidade. Viu que cavou o túnel na direção errada, ao invés da tão sonhada liberdade, rumo à rua. Foram parar na parte interna de outra galeria e continuavam na prisão, só que agora, ainda mais ao centro.

Um misto de frustração e euforia tomou conta de Serrinha. Ele sabia que não havia conseguido alcançar a rua, mas também sabia que foi longe, foi além do que todos esperavam, inclusive ele próprio.

Fugir da cadeia não é crime, se não houver violência. É uma falta grave. E, nesse caso, até serem julgados pelo Conselho Disciplinar da unidade, para determinar a sanção da falta, vão comemorar por um tempinho.

Ao longo dos dias, os dois se comportavam como se estivessem em um pensionato. Esqueciam que estavam na prisão. Imaginavam que estavam escondidos de tudo e de todos e continuavam a fazer seus planos. Tratavam os policiais como donos da pensão, agradeciam as refeições, saíam para o pátio de sol, tomavam banho com mais regularidade do que anteriormente, quase toda semana; afinal, precisavam estar prontos para quando partissem, o que, segundo eles, seria em breve.

O brilho no olhar voltou a reinar em suas vidas, mesmo que a visão comum não funcionasse para Poca Vista; a da emoção supria. Inclusive, alguns policiais embarcavam nessa loucura e os ajudavam nessa fantasia, até porque contrariar só dificultava as coisas.

Chegou um momento em que até os policiais falavam sobre o Pantanal. Um deles, inclusive, levou uma revista e entregou-a ao Serrinha quando ele foi à biblioteca. Serrinha disse ao agente que não sabia ler, mas que, pelas figuras, podia perceber o quanto a revista era boa e de qualidade, "da melhor qualidade". Perguntou se poderia ficar com a revista para ir decorando os lugares, o que lhe foi permitido.

Além do mais, eles não se metiam em confusão, exceto por aquela vez da quase fuga. Não eram agressivos ou insubordinados, apesar das esquisitices. Eram sempre educados e agradeciam por cada trabalho realizado pelos agentes, quando lhes traziam a comida, abriam ou fechavam as celas e os liberavam ao pátio de sol.

71

Todo final de semana, eles perguntavam se iriam receber visitas, isso ao longo de uma década. E a resposta era sempre a mesma: desta vez, não.

Quando um agente perguntou a eles quem esperavam, não souberam responder; apenas disseram que qualquer um que quisesse visitá-los seria muito bem-vindo.

Após essa "fuga", eles disseram que esse novo lugar era muito melhor que o outro. Parecia que era mais arejado. E, por se sentirem melhor ali e porque estavam bem, não iriam incomodar; permaneceram ali, vivendo com seus devaneios, aqueles que misturam uma pitada de esperança com o tempero da loucura, dia após dia.

Os policiais não os retornaram à cela antiga; permaneceram ali. Era uma galeria calma, com poucos presos, e não faria diferença.

Essa "fuga" inusitada saiu nos jornais locais, e eles foram, inclusive, entrevistados. Falavam com pompa e usavam até expressões que eles mesmos criaram para essa situação, misturando com um tipo de português rebuscado, com palavras de difícil pronúncia e entendimento. Não havia como negar, a fama lhes caía bem.

O tempo foi passando, e eles, enfim, cumpriram sua parte com a justiça. Onze anos após a prisão, saíram cantando e de mãos vazias, exatamente como chegaram.

Suas últimas palavras foram de agradecimento pela hospedagem e lançaram um convite para quem quisesse conhecer o Pantanal. Que ficassem na casa deles, que ainda iriam providenciar. Inclusive, garantiam que a hospedagem seria tão boa quanto a que receberam aqui.

Menos de um mês se passou e soubemos que eles haviam sido presos novamente em outro estado. E não é que eles chegaram longe? Não sabemos ao certo como, mas estavam no Mato Grosso do Sul.

Os policiais locais nos disseram que os dois, ao passarem em frente à cadeia local, começaram a xingar todo mundo que trabalhava lá, até que foram presos por desacato.

Assim que foram transferidos à penitenciária local, o que, dessa vez, aconteceu rapidamente, afinal, agora tinham antecedentes. Serrinha, mal se alojou e já começou a contar as aventuras pelas quais eles haviam passado durante o período de permanência no Pantanal, afinal, foram quase vinte dias.

Serrinha, mal se alojou, já começou a contar as aventuras pelas quais eles haviam passado durante o período de permanência no Pantanal; afinal, foram quase vinte dias.

Contaram aos agentes e aos demais presos a história de suas vidas. E todos escutavam eufóricos e ouviam atentamente cada detalhe do Pantanal, ou pelo menos o que eles se lembravam sobre o lugar.

Contavam o quanto o lugar era bonito e verde, com muita água e plantas sob os rios. Mas também disseram que esperavam mais do lugar, que não era exatamente como haviam imaginado. Que aquela vida era muito difícil, que para comer o peixe tinham que pescar, e outras barbaridades. Sem contar os pernilongos e o calor terrível, complementaram que aquilo não era vida, que mil vezes preferiam a pensão anterior, pois já estavam acostumados. Isso sem contar que o mundo está muito difícil lá fora, e a segurança deixa muito a desejar. Contaram que foram roubados por uns "pivetes", que levaram o boné de Serrinha. E ainda encerraram o assunto dizendo que em time que se está ganhando, não se muda. E essa segurança que agora eles voltaram a sentir não tem preço, sempre cercados pelos homens da lei.

E foi isso que aconteceu: acabaram sendo presos de novo, só que agora Serrinha não tinha sua régua, a qual o acompanhava desde sempre, pois ela fora retirada por um agente no momento da revista de entrada. Eles perceberam que, muitas vezes, os loucos são apenas loucos, não burros, e que, com tempo, paciência e força de vontade, conseguem seus objetivos porque não desistem.

Muitas vezes, essa espécie de invisibilidade a que estão destinados torna-os imperceptíveis no dia a dia, mas suas ações são reais e as consequências também. Ignorá-las pode ser perigoso.

Afinal, a loucura vem sempre acompanhada.

E foi nesse momento, quando retiraram sua régua, que Serrinha decidiu mudar de nome e escolheu Sem Serra, uma singela homenagem a seu amigo Poca Vista. E não é que seu novo nome "pegou"? Todos o chamavam assim; parecia, inclusive, que esse era seu nome desde o nascimento.

Esse tipo de situação não era raro de acontecer. Por vezes, algumas "estadias", não tinham check out definitivo, sempre vinham acompanhadas de um novo check in, reiteradas vezes, chamamos isso de reincidência.

Damião ouviu a história pela sexta vez, com o mesmo entusiasmo da primeira.

Capítulo X

Respeito ou medo, a sutil diferença

Na segunda-feira de manhã, eu, Varella e Damião estávamos tomando café no refeitório. Era um café bem forte, com pão de leite, que sempre colocávamos em uma chapa de ferro com manteiga para dar uma crocância. Nunca comi um melhor.

Damião cursava a faculdade de Direito, estava no quinto período e era um rapaz esperto. Havia recentemente passado nesse concurso, mas seu foco era outro: queria ser delegado de polícia. Não tinha dúvidas de que conseguiria. Ele estudava durante todo o tempo disponível que tinha.

Usar o sistema penal como trampolim é mais comum do que parece, principalmente na segurança pública. Com o tempo, perdemos grandes profissionais, muitos deles, inclusive, com aptidão para desenvolver a função.

Mas faz parte do processo a busca por melhores condições, por sonhos e ideais.

Damião nos disse que, neste semestre, estava estudando Filosofia do Direito e que a professora havia pedido para que fizessem um trabalho sobre a diferença entre o respeito e o medo, o que tinham em comum e suas diferenças, se é que existiam.

Damião nos contou sobre a dificuldade que estava tendo para responder a essa questão. Disse que já estava pensando sobre isso há pelo menos uma semana e não conseguia chegar a nenhuma conclusão.

Dito isso, Damião perguntou a Varella, que era professor anteriormente e atualmente ministrava aulas de Direitos Humanos na Escola do Sistema Penal.

Varella pensou um pouco e afirmou que existia uma diferença, mas que era tênue. Disse que a melhor forma de Damião compreender era por meio de exemplos e iniciou sua explanação.

Começou falando sobre algo cotidiano.

A situação de um motorista que transita por uma via sinalizada, com placas de limite de velocidade. Nela, em alguns pontos, encontram-se radares que foram instalados em locais estratégicos e geram multas quando a velocidade da via é ultrapassada.

Agora pense, Damião. Se o motorista segue durante todo o percurso a uma velocidade inferior ou igual à máxima estabelecida pela placa, independentemente da localização dos radares, ele respeita as normas de trânsito na sua totalidade.

Agora, se ele, por muitas vezes, anda na velocidade acima do permitido por grande parte da via e apenas próximo aos radares diminui a velocidade, ele não respeita as regras de trânsito em sua totalidade, apenas quando lhe convém. Pois sabe o local dos radares e sabe que eles multam. E, por medo dessa sanção, se adequa às normas, mesmo que momentaneamente.

Ele não respeita as normas. Ele tem medo da multa que pode receber e medo de ser sancionado.

Não sei se me fiz entender Damião?

Damião ficou espantado com a expertise de Varella e a forma como ele conseguiu explanar tão bem a questão.

E, diante disso, fez o tipo de pergunta que se espera de um novato. Damião perguntou: Será que os presos têm medo ou respeito por nós?

E. Varella respondeu, como só um antigão experiente pode fazer. Disse que esse tipo de pergunta tem a resposta mais comum na cadeia: o depende. Disse que dependia do preso e do agente.

E emendou com uma breve história.

Contou a Damião que a grande maioria dos presos se encontrava na prisão pelo crime de tráfico, e isso é comum em todo o país, e continuou:

CADEADOS MENTAIS: A PRISÃO NOSSA DE CADA DIA

Na cadeia, temos grandes traficantes, chefes de facções criminosas, cartéis e milícias. Agora, a grande quantidade de presos é composta por aqueles que cometem o crime de tráfico comum, são os chamados "aviõezinhos". Aqueles que são responsáveis pelo transporte das drogas de um local para outro, seja de uma cidade, estado ou até mesmo para outro país. Recebem uma quantia relativamente expressiva e fácil, considerando o tempo dedicado ao "trabalho".

Essas pessoas, na maioria das vezes, negam ter cometido o crime, negam os fatos e as circunstâncias. Tentam convencer que a droga encontrada era para seu uso, mesmo quando a quantidade apreendida é significativa.

E invariavelmente, são presos e soltos, e presos e soltos. Não demora muito para que cometam novos crimes. Varella disse a Damião o quanto era comum na cadeia rever rostos. E até brincou que, nesse lugar, muitas vezes, não dava nem tempo de sentir saudades de alguns presos.

Damião e eu rimos.

Varella lembrou que existe também a exceção: aqueles presos que falam abertamente sobre seus crimes e suas façanhas. Como cometeram o crime, como foram pegos; alguns, inclusive, mostram-se orgulhosos.

Varella, então, lembrou-se de Paulo, o Padeiro. Um preso que estava alocado no setor da cozinha da PGE, ficou lá por anos, cozinhando para os agentes. E como cozinhava bem, relembrou Varella. Paulo ficou apenas conhecido como Padeiro, profissão que exercia antes de ser preso.

Padeiro sempre admitiu que traficava pelo dinheiro. Que a grana superava dezenas de vezes o que ele ganhava trabalhando direito – era assim que ele se referia ao trabalho na padaria. O que Padeiro também dizia era o quanto gostava de traficar, por causa do poder que aquela função lhe proporcionava.

Padeiro dizia, na maior tranquilidade, que ser um traficante de renome, segundo ele, tinha inúmeras vantagens. As ordens que ditava, a forma como era tratado pelos comparsas e as reuniões de negócio. Há toda uma estrutura logística que requer uma boa administração para funcionar. A pessoa tem que ser muito organizada e, acima de tudo, intolerante. Se você não for firme nas decisões, já era.

Isso sem contar os benefícios que advinham do negócio. As mulheres lindas que o cercavam, os carros que usava, as viagens; enfim, toda essa ostentação escancarada aos seus pares, na vida real, e a quem quisesse ver, nas redes sociais. Esse, segundo ele, foi seu erro: toda essa ostentação. Foi assim que a polícia "ganhou a fita".

O padeiro admitiu tudo isso, sem demonstrar nem por um segundo arrependimento. E disse também que só "caiu em cana", ou seja, foi preso, porque se mostrou demais. Mas garantiu que havia aprendido a lição e que, na próxima vez, seria mais discreto.

Sabe Damião, disse Varella, após relembrar mais essa história: toda espécie de poder vicia, não importa de que lado você esteja. Para cair em tentação, você só precisa estar vivo.

No Brasil, dificilmente a pessoa é presa ao cometer o primeiro crime. Com raras exceções, a maioria é reincidente. Uma grande parte reitera suas práticas criminosas por meses e anos, e, quando são presos, já prejudicaram muitas pessoas.

Varella continuou dizendo que, muitas vezes, para alguns, a prática de crimes passa a ser um estilo de vida. A ganância, a ostentação e o poder começam a fazer parte desse indivíduo, e, por isso, mesmo quando se pode parar, não param, até serem presos ou mortos. E alguns simplesmente continuam indefinidamente, tornando-se "invisíveis" perante a justiça.

De qual justiça estamos falando é outra história. E para essa discussão, precisaríamos de mais tempo do que esse intervalo para o café, disse Varella.

Varella tinha um senso de justiça muito próprio. Respeitava a todos, sem distinção. Tratava os presos pelo nome, raramente usava gírias ou palavrões. Dizia que tinha que ser o mais justo que conseguia, porque, quando cobrasse algo de alguém, poderia olhar nos olhos da pessoa e exigir. Dizia uma frase que todos nós gostávamos: "Respeitar, eu respeito todo mundo, sempre. Mas exijo o mesmo respeito, até o fim".

Varella acrescentou que, quando começássemos a perceber essa realidade, com fatos tão distintos, muitas vezes explícitos e outras velados, entenderíamos que as percepções mudam com o decorrer do tempo e da vivência. Passamos a compreender que existem diferentes tipos de presos.

Damião perguntou como seria possível essa identificação. E. Varella lhe disse que ela seria perceptível mais cedo ou mais tarde. Que na cadeia existe uma imensa diferença entre presos criminosos e presos que cometeram um crime.

Todos devem ter uma chance, todos têm esse direito, mas ter essa consciência e querer a mudança é o primeiro passo.

Varella então perguntou a Damião se ele havia entendido, um pouco, essa questão do medo e do respeito.

E acrescentou que, quando crianças, todos nós temos um certo "medo" dos nossos pais, e por isso nos comportamos. Seja medo de apanhar, ou de ficar sem um brinquedo ou TV; enfim, medo da punição. Depois que crescemos, não temos mais essa preocupação e passamos a respeitá-los, pura e simplesmente. Não por medo da sanção, que agora sequer existe, mas por termos adquirido a consciência do que é o certo a se fazer.

A isso chamamos de maturidade.

Damião perguntou a Varella se poderia utilizar seus exemplos em sua pesquisa. Disse-lhe que, assim que construísse o conceito dessas duas palavras, as traria para que Varella olhasse e fizesse as derradeiras considerações.

Varella respondeu com um sorriso no rosto que conhecimento que não é transmitido, é perdido. Ele disse que ficaria lisonjeado se o fizesse.

De todos os prazeres da vida, um que não custa nada e não exige nada é a humildade em aprender. E nada melhor para aprimorar essa qualidade do que ter boas conversas, aquelas que te fazem perder a percepção do tempo, onde horas parecem minutos.

É ali onde as amizades se formam, e é por meio delas que os casamentos se mantêm.

Nietzsche tinha razão ao dizer que a pergunta que deveríamos fazer quando encontrássemos alguém para nos casar deveria ser se teríamos prazer em continuar conversando com essa pessoa daqui a trinta anos.

Isso, sem falar nos diversos assuntos que podem ser os mais variados, a depender de cada pessoa com quem se mantém uma boa conversa. Mas nada supera aquelas que engrandecem nosso espírito e nos dão esperança quando precisamos. E, por que não dizer, aquelas que nos intrigam e nos contrariam.

Na verdade, quando somos contrariados, de imediato contestamos a outra parte, mas também precisamos admitir que, nessas horas, acabamos crescendo, seja em argumentos, seja em opiniões. Isso também é aprendizado.

Varella acabou de tomar seu café, na maior tranquilidade; afinal, havíamos chegado uma hora antes do plantão, exatamente para podermos fazer isso sem pressa.

Varella, para encerrar seu raciocínio, concluiu dizendo o quanto achava a formação acadêmica importante, principalmente para quem almeja outros concursos. No entanto, não poderíamos dispensar a importância da cultura. O compartilhamento de ideias, a boa leitura, os bons filmes e até as viagens moldariam nossa percepção, trariam significado e sentido. E, por mais simples e triviais que possam parecer, nos transformariam, seja de fora para dentro ou de dentro para fora.

Nesse instante, pensei o quanto tinha valido a pena acordar duas horas antes, o quanto era bom estar rodeado de pessoas com as quais temos uma boa conversa. E o quanto isso faz a vida ficar mais leve, mais interessante, fazendo com que o trabalho, ou qualquer outro ambiente, se torne o melhor lugar onde se pode estar naquele instante.

Pessoas seguras, que transmitem seus conhecimentos, não têm medo de perder seus lugares, porque sabem que seus lugares são em qualquer lugar. Onde estiverem, irão se destacar e fazer a diferença, não apenas pelos seus conhecimentos técnicos e aptidões inatas ou adquiridas, mas pelo seu modo de ser, de se comunicar, de se impor, de respeitar e de ser respeitado.

Essas pessoas parecem possuir uma luz própria, tão brilhante que acabam por contagiar os que as rodeiam. Estão sempre cercadas por outras pessoas, as atraem. Mesmo algumas, não admitindo, estar próximo a elas é o melhor lugar para se estar.

Partilhar o saber é a maior das nobrezas e a melhor forma de se tornar imortal, nem que seja por um instante na memória de alguém.

Varella é dessas pessoas.

Capítulo XI

O nascimento da polícia penal

Nosso café havia acabado, literalmente; a garrafa estava vazia. E o tempo também. Tínhamos que iniciar nosso plantão. Fomos até a inspetoria, local onde se encontrava a escala de trabalho. Ela era colocada diariamente no mural da parede, para que todos tivessem acesso e soubessem onde estariam escalados.

Algumas coisas não mudam, mesmo com o passar dos anos; tornam-se quase rituais.

Em contrapartida, muitas mudanças ocorreram. O sistema penitenciário sofreu transformações significativas. Há mais de três décadas, éramos carcereiros, depois agentes penitenciários e agora, policiais penais. Essas constantes mudanças não são apenas observadas na nomenclatura.

As responsabilidades advindas, com o passar dos anos, as funções outrora realizadas pela polícia civil e militar passaram a ser da polícia penal. O que não podemos esquecer é que muitas das pessoas que fazem parte de todas essas transformações são as mesmas do contexto antecessor.

E todas as mudanças advindas são sentidas diariamente na execução da função. Essa nova fase, com a criação da polícia penal, é muito recente e requer que, além de um maior preparo técnico, tenhamos também um preparo psicológico para absorvermos essa nova cultura, agora policial.

A Polícia Penal foi reconhecida e instituída constitucionalmente a partir da Emenda Constitucional 104/2019.

CADEADOS MENTAIS: A PRISÃO NOSSA DE CADA DIA

Quando ingressamos no sistema penitenciário, há trinta anos, não se ousava pensar que um dia nos tornaríamos policiais. Lembro-me, inclusive, de uma fala que ouvi e que me marcou no discurso da nossa formatura, após concluirmos o curso de formação. Foi um discurso muito bonito, com palavras emotivas e citações interessantes, mas, de tudo, o que ficou em minha mente foi que, a partir daquele momento, nossa principal arma era a caneta. À época, não tínhamos a exata compreensão daquelas palavras e continuamos sem entendê-las por muitos anos.

Inclusive, replicávamos essa frase e tentávamos acreditar com todas as forças que a caneta era nossa arma, que ela nos garantiria toda a segurança de que precisávamos. Mas, infelizmente, muitas vezes, apenas acreditar não basta.

Principalmente quando essa "arma", cuja importância é indiscutível, é tão frágil, comparada às armas utilizadas pelos criminosos, como fuzis e metralhadoras .30 e .50. Passados esses anos e vivendo uma realidade nada utópica, esse discurso soa como uma espécie de piada de mau gosto, levando em consideração os dados estatísticos da violência no país.

E, quando abordamos especificamente o cárcere, os dados não são nada animadores. Ao longo dos anos, tivemos amigos assassinados na própria penitenciária, que foi invadida, em emboscadas nas ruas, ou próximo a elas, em suas casas, em seus carros, na frente dos filhos, do marido, da esposa e dos pais.

Os motivos?

Em comum. Ser policial.

Esse simples motivo bastava, e basta até hoje.

As notícias eram corriqueiramente veiculadas pela imprensa, e a sensação de insegurança vivida por nós diariamente. O então agente penitenciário precisava de proteção para se manter vivo, apenas isso. E passou a ser uma questão de sobrevivência a alteração legislativa, em especial a que previu o porte de arma de fogo.

Se vivêssemos no mundo ideal, isso não seria necessário, mas vivemos no mundo real. E nele, só sobrevive quem se adapta.

Para que ocorram todas essas transformações, foi e está sendo necessária uma ruptura, uma nova formação, não apenas prática, mas principalmente mental, de todos os policiais penais. E isso não é nada fácil.

Você entra agente penitenciário e sai polícia.

Alguns, quase que por instinto, se adaptam rapidamente; outros, façam o curso que fizer, não têm a mesma destreza, vontade ou crença na necessidade dessa adaptação, seja pela idade ou crenças pessoais. É um grande movimento, uma metamorfose. Mais do que nunca, é necessária, considerando o cenário atual da segurança pública nacional.

A forma de atuação do crime organizado, toda a estrutura física e financeira que ele movimenta, o uso das tecnologias e o poder bélico. Isso sem mencionar a quantidade de presos, que só aumenta e, por conseguinte, leva essas organizações ao interior das cadeias.

Sem dúvidas, o crime organizado se estruturou, e facções lucram bilhões de reais. Possuem um sistema administrativo típico de multinacionais, com uma estrutura e hierarquia próprias, além de uma rede de pessoas que gerenciam toda a cadeia de comando, com logística e administração invejáveis.

Esse crescimento acelerado, infelizmente, está intrinsecamente ligado à corrupção sistêmica, que, infelizmente, pode ocorrer em todos os cenários institucionais, sejam eles públicos ou privados. Muitas vezes, isso é derradeiro no sistema penal.

Nele é onde tudo "acaba" ou "começa".

Ordens emanadas por presos, os chamados decretos, que avaliam quem morre e quem vive, são hoje comandadas em algumas unidades do país por meio de videoconferências, das celas das prisões.

Não há dúvidas de que o poder do crime está diretamente relacionado ao acesso a aparelhos celulares ou a quaisquer outras formas

CADEADOS MENTAIS: A PRISÃO NOSSA DE CADA DIA

de comunicação com pessoas que continuam cometendo crimes, mas que ainda não estão presas.

Esse uso dos aparelhos celulares na prisão só traz malefícios, tanto para a sociedade, que sofre com ligações indesejadas, quanto para os indivíduos. Quem nunca recebeu ou conhece alguém que não tenha recebido uma ligação pedindo dinheiro, pix ou qualquer outra forma de extorsão?

O próprio preso, que poderia estar trabalhando e estudando, aproveitando o tempo com coisas úteis, também só tem a perder. E o Estado, perde seu espaço, afinal, a prisão deveria estar sob seu comando; a administração total deveria ser sua, lhe pertence exclusivamente.

Por meio desse tipo de comunicação ilegal, perdem-se vidas, dinheiro, investimento estatal e acaba-se perdendo o controle, mesmo que momentaneamente.

Podemos observar que, ao longo dos anos, algumas rebeliões foram orquestradas por presos de locais diferentes de onde elas aconteciam. De unidades prisionais distantes, muitas vezes, inclusive, estavam em outros estados da federação.

Regras estão sendo traçadas pelo aparelho celular, em tempo real, por criminosos desconhecidos e distantes, dificultando sobremaneira as negociações. Em muitos casos, adivinham a ordem e, na sequência, a contraordem. Uma nova realidade, complexa e, muitas vezes, com um desfecho imprevisível.

Muitas facções brigam pelo poder, mas algumas se unem pelo mesmo motivo. Isso, em certos momentos, as fortalece, com os mesmos ideais e "inimigos". A presença do Estado precisa ser forte e impositiva.

Algumas pessoas criticam a criação da polícia penal por acreditarem que ela não atende à aplicação do tratamento penal. No entanto, sua criação não impede esse instrumento; pelo contrário, garante a segurança para que ele possa ser aplicado com maior amplitude e eficiência. Para que um professor, um empresário ou um médico façam parte do sistema e adentrem à unidade penal aptos a realizarem seu trabalho, é imprescindível que se sintam e estejam verdadeiramente seguros.

A premissa para que todo o sistema funcione é garantir a segurança e proporcionar o tratamento penal dentro das condições individuais específicas, sejam elas as pessoas envolvidas, a estrutura do local ou o efetivo presente. Tudo pode variar nesse contexto, exceto a segurança. Esta deve ser uma constante.

A tecnologia é um mecanismo que vem sendo utilizado e é essencial nessa realidade. As adaptações, em especial as estruturais, dentre as quais podemos citar: a mecanização, a automação das portas e portões, as câmeras, aparelhos de raio X, scanner corporal, bloqueadores de aparelhos celulares, o uso de drones, telas de proteção que impedem o lançamento de objetos ilícitos, muralhas, sejam elas físicas ou virtuais. Todos esses aparatos estão sendo usados pelo Estado na tentativa de aumentar a segurança, não apenas na cadeia, mas fora dela.

É nesse cenário que surge um personagem importante, e por que não dizer, protagonista, pois está sempre presente: o policial penal. Esse profissional, que além de realizar o seu trabalho, precisa garantir que outros também o façam.

Para isso, ao longo dos tempos, novas formas de atuação desses profissionais vêm se desenhando. A criação e o fortalecimento de grupos especiais, nas mais diversas áreas da segurança, é uma delas. Grupos com treinamentos específicos, voltados ao sistema penitenciário, são hoje uma ferramenta imprescindível de combate ao crime.

A prisão por si só tem uma forma própria e um peso próprio. Algo que não se consegue medir na balança, apenas se sente. Sejam alguns quilos nos ombros, sejam algumas toneladas na mente.

A obrigação de garantir a segurança, muitas vezes se sentindo inseguro, traz uma responsabilidade difícil de explicar. Você permanece em um estado de alerta e vigilância constante. Essa forma de viver, em especial ao longo dos anos, vai somatizando. Quando você se dá conta, o peso é tão grande que, se não o dividir com outras pessoas, não sai do lugar. Por isso, é importante criar grupos voltados a um mesmo objetivo: "salvar pessoas".

Sem sombra de dúvidas, um dos momentos mais dolorosos para um policial é a morte de outro policial. Por si só, a morte é triste. Mas, no sistema penitenciário, muitas vezes, quando ocorrem, são premeditadas por criminosos. Outras vezes, ocorrem de surpresa. Ela encerra vidas e estampa a derrota em nossos rostos.

Acredito que nós, seres humanos, apesar de sabermos da finitude da vida, nunca estaremos preparados para ela e sempre buscaremos uma resposta.

Quando isso acontece, inevitavelmente, vem a pergunta: por qual motivo? Como se a resposta fizesse a diferença ou explicasse o inexplicável. Mas insistimos em ter uma resposta, quase que uma justificativa, porque não acreditamos que a verdade é tão banal, que beira o inacreditável.

Mas a verdade, por mais cruel e assustadora que pareça, é uma só:

Morre-se porque é polícia;

Morre-se sem porquê, sem talvez, sem certeza, sem entender;

Morre-se de surpresa na rua, em casa, no trabalho.

Morre-se pelas costas, na frente da família, de amigos, de noite e de dia.

Morre-se com o passar dos minutos, das horas, dos dias e dos anos.

Morre-se na hora, na demora, de faca, de arma.

Morre-se ontem, hoje, agora;

Morre-se um pouco toda vez que outro morre.

Simplesmente morre!

Capítulo XII

Direitos Humanos, precisamos falar sobre isso

No plantão seguinte, Varella não foi trabalhar; ele estava ministrando uma palestra sobre Direitos Humanos, com ênfase no sistema penal, para estudantes de Direito de uma universidade local, os quais, na próxima semana, fariam uma visita presencial em nossa unidade.

Nunca entendi por que Varella escolheu essa disciplina para palestrar e lecionar. Não vejo sentido nessa conexão com a área policial; ainda se fosse vigilância e custódia, gerenciamento de crise, eu até entenderia, mas Direitos Humanos? Em breve, sanaria minha dúvida; no próximo plantão, perguntaria a ele por que, mesmo que a resposta me traga mais dúvidas do que certezas.

E foi isso que fiz assim que avistei Varella chegando no plantão de quinta-feira, às sete em ponto, como ele costumava fazer em todos os plantões. Ele gostava de chegar um pouco antes do horário de entrada, que era às sete e meia, para efetuar a contagem do material e liberar o policial que ocupava o posto o mais cedo possível. Sabia que ele estaria cansado das vinte e quatro horas de serviço. E quem trabalha na escala sabe o quanto essa hora é esperada.

Nesse dia, ele estava escalado em um canteiro de trabalho e eu, no quadrante. O canteiro de trabalho era o local onde os presos trabalhavam durante o dia; nesse caso específico, era uma empresa particular de costura de uniformes. Esse trabalho era muito disputado, afinal, os presos tinham direito à remição de pena, a qual se aplica a cada três dias trabalhados, com o desconto de um dia de pena.

CADEADOS MENTAIS: A PRISÃO NOSSA DE CADA DIA

Algumas unidades têm uma grande parte da população carcerária trabalhando, seja em empresas privadas ou em serviços da própria unidade, os chamados "canteiros da casa", como faxina, horta e manutenção. Há, inclusive, empresas de grande porte que apostam no sistema penal e investem nele, tanto em unidades femininas quanto masculinas, ofertando trabalho nos mais diversos setores de produção.

O custo para manter um preso trabalhando é muito menor do que o pago a um trabalhador mantido pelas normas da CLT. Essa é uma grande vantagem para o empresário e, principalmente, para os presos, que, além de receberem o pecúlio, que é uma espécie de salário pago na prisão, têm a chance de aprender ou aprimorar uma profissão.

O trabalho ocupa o tempo e a mente do preso durante o cumprimento de sua pena. No entanto, nem todos os presos veem dessa forma, e muitos acabam desperdiçando essa chance, trabalhando para o crime.

Mas, voltando à minha dúvida, a qual eu precisava esclarecer com Varella. Como mencionei, eu estava escalado no quadrante. Literalmente um quadrado, no qual o policial permanece durante a escala, com as chaves nas mãos. É ele quem possibilita a passagem das demais pessoas aos diferentes lugares da unidade. Nesse quadrante em que eu me encontrava, os acessos possíveis eram: o corredor principal, a empresa de costura, o corredor da farmácia e o pátio de visitas, o qual era usado aos finais de semana, quando as famílias dos presos adentravam a unidade para visitá-los.

Então, nesse plantão, eu sabia que estaria próximo do setor do Varella e poderíamos conversar de vez em quando. E, quando fechasse o setor de trabalho dele, às dezesseis e trinta, ele viria me render – termo usado para a substituição do policial no posto, para que ele pudesse se alimentar, ir ao banheiro; enfim, sempre que o policial precisasse sair, só poderia fazê-lo mediante a rendição. Assim que ele o fizesse, poderíamos conversar um pouco.

Aguardei Varella vir me render e fiz a pergunta que me atormentava desde o último plantão.

89

Varella, por que você escolheu dar aula de Direitos Humanos no sistema penitenciário?

Ele riu e respondeu: Você fez a pergunta errada, meu caro amigo. A correta seria: Quem mais, além de um agente penitenciário, poderia falar sobre Direitos Humanos no sistema penitenciário?

Quem mais além de nós exerce, na prática, todos os dias, os direitos mais básicos, sem sequer nos darmos conta?

Respondi que eu não estava entendendo seu raciocínio, que eu estava trabalhando na cadeia para custodiar o preso, para que ele não fugisse. Essa era a minha função. Esse negócio de Direitos Humanos é para ONGs (Organizações Não Governamentais).

Varella, com sua calma, respirou fundo e continuou: Perceba, meu amigo, o quanto esse assunto vem rodeado de preconceito e falta de informação.

E me perguntou: Você já observou nas estantes das bibliotecas quantos livros há sobre sistema penitenciário e segurança pública? A maioria deles é escrita por pessoas alheias ao sistema; pouquíssimos são escritos pelos nossos servidores. E, se analisarmos mais especificamente os livros de Direitos Humanos, a quantidade cai drasticamente ou, em alguns casos, sequer existe.

Não temos esse costume de criar doutrinas, mas precisamos. Afinal, na prática, é o que fazemos de melhor; é nosso cotidiano. Só precisamos aprender a escrevê-las.

Fingir que esse tema não faz parte do nosso trabalho é um grande erro, assim como não falar ou escrever sobre o assunto. Não estou criticando os demais profissionais que o fazem; muito pelo contrário, os admiro. Inclusive, consumo seus livros, mas até quando seremos apenas consumidores e não autores desses materiais?

Não podemos passar a vida apenas executando e seguindo teorias; precisamos criar, nos qualificar e repassar esse conhecimento, não apenas com palavras ditas.

CADEADOS MENTAIS: A PRISÃO NOSSA DE CADA DIA

E. Varella continuou: Somos nós, meu amigo, que garantimos a segurança de todos em uma prisão, em especial dos próprios presos. E, com isso, possibilitamos que médicos os atendam, empresas se instalem, professores ensinem e os técnicos possam, por meio de seus trabalhos, viabilizar o tratamento penal. É um conjunto, uma união indissociável que permite que as coisas aconteçam, que as boas práticas funcionem. Como não dizer que nosso trabalho tem tudo a ver com direitos humanos?

E. Varella me fez uma pergunta: Você lembra como, até pouco tempo atrás, eram realizadas as revistas nos visitantes que queriam adentrar o estabelecimento penal? Pois eu me lembro muito bem, disse Varella. Todos os visitantes se despiam por completo, agachavam três vezes no espelho e cada parte de seus corpos era minuciosamente revistada.

E me fez a seguinte pergunta: como eu me sentia fazendo aquilo?

Não consegui responder de imediato.

Mas ele respondeu por mim e me disse que se sentia constrangido e envergonhado. E que, assim como os visitantes, não gostava nenhum pouco daquela situação. A explicação era simples: quando se viola o direito do outro, inevitavelmente se viola o nosso. Essa condição era inata à natureza humana.

Que Varella era especialista nesse assunto, deu para perceber, e continuou sua explanação, dizendo que a preservação dos direitos deve ser uma garantia constante, não só pela previsão legal, mas pela consciência moral de cada um.

Citou que, mesmo no pior dos cenários prisionais, uma rebelião com a entrada de policiais penais armados, a intenção deles é uma só: preservar vidas. E invariavelmente surge a pergunta: como isso é possível? Como pessoas armadas, com armas letais e não letais, podem garantir o retorno dos direitos mínimos?

Usando-se a força necessária para evitar um mal maior. O mecanismo adotado, em muitos casos, é o uso escalonado da força, com o uso de instrumentos de menor potencial ofensivo. Estes, quando corretamente utilizados, garantem o retorno da segurança em momentos de crise.

Varella citou um exemplo para elucidar melhor o que pensava. Disse-me que já viu casos em que os próprios presos gritaram pela equipe de intervenção prisional. Relatou que, há uns cinco anos, alguns presos estavam alojados na sétima galeria e vinham sendo ameaçados constantemente por um grupo rival. Este grupo acreditava que eles eram "X9", "cagueta", delator, traidor, informante; o nome não importa, a penalidade era a mesma: a morte. Sabendo disso, eles não saíam da cela, enquanto outros presos estavam no pátio.

Mas o tempo foi passando e o medo foi sendo deixado de lado. Então, eles voltaram a sair para o pátio de sol. E, alguns dias após essas saídas, em um domingo, após o término das visitas, acabaram sendo pegos de surpresa e espancados. Enquanto corriam, gritavam o nome do grupo de intervenção em um desespero descomunal.

Os agentes que viram a situação chamaram o grupo pelo rádio, e em menos de três minutos, eles apareceram. Por sorte, estavam próximos. O que seria uma sentença de morte previsível mudou drasticamente com a chegada e atuação do grupo, mesmo com disparos de munição não letal. Todos sobreviveram.

Na cadeia, muitas vezes, os presos precisam ser protegidos de si mesmos.

Parece um paradoxo: o uso da força sendo necessário para garantir vidas. E é exatamente isso que acontece na prática, se ela é utilizada dentro da legalidade, das técnicas apropriadas e sem excessos. Para muitos, é uma contradição; para quem vive essa realidade diariamente, é a salvação.

Varella não parava de falar e lembrou de outro caso, esse bem antigo; nós nem estávamos na unidade. Segundo o que lhe contaram, foi com um preso do Bloco A, galeria na qual os presos considerados de confiança ficavam. Esse preso foi acusado de roubar o rádio de outro preso; a prova era que o rádio fora encontrado debaixo da sua cama. E roubo na cadeia era imperdoável. Como punição, foi decretada a quebra do braço dele e a devolução do rádio.

CADEADOS MENTAIS: A PRISÃO NOSSA DE CADA DIA

Varella disse que os antigão não viram o ato em si, nem os gritos abafados. Que tudo aconteceu no início da noite, na própria cela do acusado. Só viram o rescaldo, o que sobrou dele. E o preso sendo encaminhado ao hospital com seu braço pendurado. E detalhe: apenas no outro dia, os presos que quebraram o braço permitiram que ele chamasse ajuda. Ele passou a noite daquele jeito.

A lei do crime não tem precedentes, não tem jurisprudência, não respeita os Direitos Humanos; ela é cruel, é vingança pura.

É obrigação do Estado implementar políticas de Direitos Humanos e a todos nós respeitá-las, promovê-las e exigi-las.

Varella me disse que seria bom se trabalhássemos em um convento, e que apenas a oração fosse suficiente para enfrentar um problema, ou em um mosteiro, garantindo-se a paz com as meditações diárias. Mas aqui, é um mundo à parte, e muitas vezes, você precisa de mais do que oração e fé.

Vivemos em um país com mais de seiscentos mil presos e uma alta taxa de reincidência. Não falar em Direitos Humanos ou fechar os olhos para quando e como essas pessoas retornarão à sociedade é demagogia. Acreditar que elas permanecerão no cárcere indefinidamente é utópico e perigoso. Pensar e criar mecanismos visando esse movimento é uma questão de sobrevivência, não apenas na prisão, mas fora dela.

E quanto a nós, emendou Varella, precisamos trabalhar com segurança para garantir a segurança. Precisamos que nossos direitos sejam respeitados para ajudar a garantir os deles. É difícil dar algo que não possuímos.

E por fim, Varella concluiu:

Não damos a devida importância aos Direitos Humanos, até que os nossos sejam violados.

Capítulo XIII

Doutor e seus pequeninos

Depois da aula de Varella sobre direitos humanos, fui para meu quarto de horas, que é o horário no qual podemos descansar um pouco durante o plantão de vinte e quatro horas.

Quatro horas após me deitar, fui acordado para revezar o posto da portaria. Chegando lá, meio sonolento, já escutei a voz de Damião. Ele tinha dificuldade para dormir e ficava a noite inteira acordado. Aproveitava para ler, no seu quarto de horas, e conversava com quem encontrasse; nesse caso, era eu.

Mal me viu e já veio me contar que havia marcado suas férias, junto com as férias da faculdade. Estava todo feliz, pois iria viajar, só não sabia para onde. Ele me disse que sempre fazia assim, surpresa, e que a melhor forma de resolver esse impasse era escolher uma passagem que estivesse na melhor promoção. Assim que "escolhia" o lugar, planejava o roteiro.

Para ele, isso fazia parte da aventura: deixar o destino e o "bolso" traçarem o trajeto. Ele me garantiu que nunca se arrependeu, que conheceu lugares e pessoas incríveis. Também disse que, assim que virar delegado, essas viagens serão mais corriqueiras e para lugares mais interessantes. Seu sonho era conhecer o Egito, com toda aquela história e cultura que o encantavam.

Com cara de sono, pensei o quanto era genuína essa forma de agir dos jovens, esse impulso natural.

Por que será que, com o tempo, vamos perdendo a coragem? Alguns dizem que a maturidade traz uma maior percepção do perigo. Deve ser verdade.

CADEADOS MENTAIS: A PRISÃO NOSSA DE CADA DIA

Quando eu era mais novo, sonhava em pular de paraquedas. Saltar pelo abismo do infinito e não pensar em nada. Hoje, elevadores já me estressam, prédios altos me dão calafrios e tontura, e parques de diversão fazem minhas pernas tremerem. Coisas que faziam minha adrenalina ir a mil e me divertiam, hoje me dão pânico.

Mas Damião ainda estava nessa fase, bom para ele. Tomara que ele saiba aproveitar esses momentos e que eles durem.

A passagem dos anos acontece de repente. Quando se vê, está com a bolsa cheia de remédios para dor e outros medicamentos; óculos para perto; lentes para longe; exames de rotina mais constantes; dieta para colesterol e diabetes. Fora a disputa de quem está pior, mais troncho, com mais dor. Essas coisas que pessoas acima de cinquenta conhecem muito bem.

Damião estava realmente sem sono, e eu teria que aguentá-lo o resto da noite. Além de me contar sobre suas férias e viagem, sabe-se Deus para onde, também me disse que, no próximo plantão, ele estaria escalado na biblioteca da cadeia. O inspetor o havia avisado. E que, de todos os setores, aquele era seu preferido.

Ele me disse que ficava maravilhado com a quantidade e diversidade de exemplares que essa cadeia dispunha, e que deixaria muitas escolas com inveja.

Me disse que ficou abismado com os clássicos expostos na estante. Falou que havia lido uma boa parte deles, que, inclusive, seus preferidos estavam lá: 1984, A Revolução dos Bichos, Admirável Mundo Novo, Shakespeare, Dom Quixote, Cem Anos de Solidão, Os Miseráveis. Tinha até Crime e Castigo, um livro peculiar para se ter na prisão, pois aborda de uma forma muito especial o crime e suas consequências, em especial a consciência de quem o pratica.

Ele me perguntou se os presos liam com frequência, porque havia observado que eram poucos os que emprestavam algum livro.

Eu disse que sempre foi assim: apenas uma minoria usufruía da biblioteca. Agora, ainda, um pouco mais, pela existência do benefício da remição pela leitura. Mas a grande maioria dos presos, assim como a maioria da população em geral, prefere a TV. A facilidade com que ela mostra o que tem que ser mostrado simplifica a vida, não dando tanta margem à interpretação. Já o livro, de uma forma geral, requer disponibilidade de tempo e atenção.

Tudo que surge vem para facilitar a nossa vida, mas, de certa forma, acaba por nos controlar. O controle remoto, por exemplo. E, por falar em controle remoto, lembrei de um preso, o Doutor. Um médico cardiologista que veio parar aqui; por sinal, ele sim, lia muito. Vou te contar rapidamente, Damião, essa história.

Quase todos os dias, Doutor pegava um livro novo. Nem sei como lia tão rápido; deveria fazer aquela leitura dinâmica, só pode. O engraçado é que lia de tudo e, quando os livros comuns acabaram, ele leu a Bíblia. Essa ele leu algumas vezes.

Já vi, ouvi e vivi muita coisa estranha nesse lugar, mas esse médico me tira o sono até hoje. Sua feição era compassiva e calma; seus óculos lhe davam um grau de intelectualidade. Era moreno, alto, cabelos lisos. Nunca vi esse preso reclamar de nada; comia o que traziam e nunca pedia um remédio, lençol novo ou roupa nova. Era como se ele não estivesse ali.

Seu nome era Pearson, muito difícil de pronunciar, então, para facilitar a comunicação, só o chamávamos de Doutor. Se bem que comunicação era a última coisa que poderíamos dizer que tínhamos; afinal, ele nunca falava, apenas o básico, e quando perguntado.

Devido ao tipo de crime que ele cometeu, nunca ficava junto com os demais presos; ele sempre esteve isolado dos outros, em uma cela exclusiva, inclusive em uma galeria isolada. Certos tipos de crimes, em especial os que envolvem crianças, são sempre delicados. Na cadeia, isso é ainda mais grave.

A responsabilidade de manter esses presos isolados é da gestão da unidade. O chefe de segurança precisa estar atento aos presos considerados "seguro". Quando identificados, devem ser adotadas providências para preservar sua incolumidade física.

CADEADOS MENTAIS: A PRISÃO NOSSA DE CADA DIA

Invariavelmente, esses presos são identificados de imediato, pois seus crimes têm grande repercussão na mídia. O problema ocorre quando não se conhece o preso ou o crime, e ele é colocado junto com os demais. Muitos acabam sofrendo as mais diversas violências, isso quando não são mortos.

O trabalho na cadeia não é apenas o de impedir a fuga do preso; há também uma preocupação em mantê-lo vivo.

A noite ia ser longa mesmo, então continuei minha história. Antes de o Doutor aparecer por aqui, preso, já o conhecíamos pelas manchetes de todos os jornais locais e nacionais. Foi assim que ficamos sabendo, pelos noticiários, que o Doutor havia matado seus dois filhos, um de três e o outro de cinco anos.

O promotor insistia na tese de que foram envenenados, enquanto o advogado de defesa alegava que foi excesso medicamentoso. O júri durou semanas; enfim, não me lembro de todos os detalhes do caso e sequer posso consultá-los, pois não temos acesso aos processos que envolvem menores de idade. Mas, se ele veio parar aqui, a tese utilizada pelo promotor venceu.

A verdade é que nunca saberemos os detalhes e os motivos. Pois, como eu disse, o Doutor era um homem de poucas palavras; nem com seu advogado ele conversava, tampouco em seu interrogatório na delegacia ou no júri.

Enquanto isso, a maioria dos presos falava abertamente sobre como vieram parar aqui, mesmo que mentissem. Inclusive, a maioria era inocente e estava na hora errada, com as pessoas erradas.

O doutor nunca falou. Para se ter uma ideia, nenhum advogado queria pegar o seu processo. Mais de dez desistiram. Seria necessária uma grande tese de defesa, um milagre, para inocentá-lo. A impressão que dava era que o próprio réu já havia declarado sua sentença de culpa e aceitado seu destino. Afinal, quando foi chamado para depor em sua defesa, permaneceu calado; nunca vi isso.

Enfim, só sei que foi julgado, condenado e veio parar aqui. E assim permaneceu durante todos os anos, tal qual como entrou, praticamente mudo.

Não recebia visitas, apesar de sua esposa ter a credencial, documento obrigatório para realizar as visitas. Ele simplesmente não queria contato com ninguém. Deixou isso bem claro para a assistente social da unidade. Mesmo com a insistência dela, sobre a importância de se manter o convívio social na prisão. Caso ele quisesse receber a sacola, que é o nome dado aos produtos que os presos recebem de seus familiares mensalmente, teria que aceitar que alguém da família viesse trazê-la.

Ele respondeu que o que recebia na prisão era mais do que suficiente, que não precisaria de nenhuma sacola.

Os setores técnicos desistiram de tentar ajudá-lo. Tanto o psicólogo quanto o psiquiatra, depois de meses de tentativas, pararam de atendê-lo. A conversa não ia adiante, além de "bom dia" e "boa tarde". Era tudo o que ele tinha a dizer.

Um dos nossos passatempos preferidos era tentar adivinhar o porquê de ele agir daquele jeito. A nossa teoria é a de que ele não matou as crianças, mas sim sua esposa, que estava grávida. E ele acabou assumindo o crime. Nossa conclusão teve início com a pergunta de por que uma mãe iria querer visitar o assassino dos seus filhos, já que havia feito a credencial. E tinha mais: ela enviava centenas de cartas para ele, e não eram cartas rancorosas, cheias de ódio. Inclusive, ao final de todas elas, ela sempre terminava com "até breve, me perdoe".

O mais estranho é que ele nunca leu uma carta sequer; quando as entregávamos, no mesmo instante, ele as rasgava e nos devolvia. Sabíamos o conteúdo das cartas porque um dos procedimentos de segurança que realizamos na cadeia é a censura, na qual todo documento que adentra a unidade é lido antes de ser entregue aos presos.

Olhei para Damião, que estava com os olhos arregalados, e lhe disse que o melhor estava por vir.

CADEADOS MENTAIS: A PRISÃO NOSSA DE CADA DIA

Apaguei uma parte (eles estavam na portaria da unidade e não cozinha).

Agradeci o café que ele buscou rapidamente e continuei a história.

Certo dia, a pedagoga da unidade teve uma ideia: lançar um concurso de redação em que todos os presos da unidade poderiam participar. Ela sempre tinha esse tipo de invenção, que era uma forma de angariar os presos para que se interessassem pelos estudos.

Confesso que achávamos que ninguém participaria, pela questão da formação mesmo, mas estávamos enganados. Até os que não sabiam escrever tinham algo a dizer e pagavam aos que sabiam para transcrever suas ideias.

O pagamento na cadeia ocorre de todo jeito, como comida, limpeza de cela e favores. Aqui, tudo tem um preço, e sempre há quem esteja disposto a pagar e a receber. É a lei da selva, dos mais fortes, com maior conhecimento, como em qualquer outro lugar.

E, para a surpresa de todos, teve um número grande de inscritos. E o mais inacreditável: o Doutor se inscreveu. Na verdade, chegamos a achar que outro preso havia colocado seu nome, como uma pegadinha. Até porque, pelo que sabíamos, o prazo de permanência do Doutor estava nos finalmentes; ele logo iria embora, o que era no mínimo estranho.

Mas não demorou muito e ele próprio confirmou com um aceno de cabeça sua intenção de participar.

Mesmo incrédulos, fizemos sua inscrição.

Com o passar dos dias, os presos foram entregando suas redações aos policiais, para que estes as repassassem à pedagoga.

Não vou mentir aqui, Damião. Líamos todas; a polícia é um bicho curioso e ansioso, e havia a questão da censura, lembra? Tudo tem que ser lido.

A maioria dos presos escrevia muito mal. Mas preciso admitir que tinham boas histórias, embora nenhuma fosse comparada à do Doutor.

Para você ter uma ideia, guardo até hoje aquela redação na biblioteca, tamanha perplexidade que ela me causa.

Vou buscá-la rapidamente e ler para você.

Fui em um passo e voltei no outro. Pedi a Damião que prestasse atenção e comecei a ler:

OS ETERNOS PEQUENINOS

Quando esse dispositivo passou a fazer parte das nossas vidas, quão fácil a maternidade e a paternidade se tornaram.

No início, um valor extremamente alto e pouquíssimas pessoas o detinham.

Era uma tecnologia inovadora, revolucionária.

Eram apenas dois botões: um para ligar e outro para desligar. Um simples controle remoto, sem manual.

Bastava apenas um clique e você controlava o sono de seus filhos, o quanto eles ficariam acordados ou dormindo.

Sua função era programada por um chip, o qual estava diretamente ligado aos pais e seus filhos. Não era transferível, pois o sistema era via DNA.

Sonos acumulados, nunca mais.

No dia que seu filho nascia, você já recebia um exemplar na maternidade.

Perfeito, não?

Mas como tudo de bom, tinha um pequeno problema.

Quando você acionava o botão de desligar, o qual fazia a criança instantaneamente dormir, ele também "parava o tempo de crescimento dela"; tanto o desenvolvimento físico quanto o mental eram interrompidos.

Seu uso nunca foi obrigatório, mas é altamente recomendado, inclusive por médicos.

CADEADOS MENTAIS: A PRISÃO NOSSA DE CADA DIA

Havia também muitas críticas, seja pelo uso em si ou pelo exagero dele. Elas eram, na maioria, feitas por pessoas que não tinham filhos.

Usavam as justificativas mais variadas possíveis.

Não compreendiam que, no início, quando chega um bebê, você se dedica integralmente a ele, e isso cansa e tira sua sanidade.

Esse controle é um "descanso merecido".

Claro que há os que o usam em excesso. Tem gente que se acostuma tanto que usa indiscriminadamente. E, quando vê, aperta sem perceber o botão de desligar e até esquece de ligá-lo. É cômodo.

Cheguei a conhecer uma criança que demorou cinco anos para completar um ano. Algumas levaram até mais tempo.

Por que a pressa para que elas cresçam?

Por que a pressa em não conseguir pegá-las no colo?

Em ganhar beijinhos demorados.

Ouvir te amo, dezenas de vezes.

Aquela voz de gritinhos, falando… papai, mamãe, o tempo todo.

A resposta é uma só.

Porque temos pressa.

E não temos tempo.

Não é à toa que esse empreendimento é atualmente o mais vendido do mundo, superando até mesmo os celulares.

Na pressa de crescer, na pressa de ver nossos filhos crescerem, o tempo se vai, e com ele os sonhos de criança, a alegria genuína, a curtição da praia, do parque, da montanha-russa, o sabor do sorvete e do chocolate.

E o que fica?

O inexplicável vazio.

A incessante saudade.

Fim.

Capítulo XIV

Dúvidas que jamais serão sanadas

Damião arregalou os olhos marejados e disse não saber ao certo o que mais o angustiava: se a história real do Doutor ou a história criada por ele.

E já emendou a pergunta que inevitavelmente o faria: quem ganhou o concurso e qual o prêmio que o vencedor receberia?

Parecia que eu havia voltado ao passado. Lembrei de todos os detalhes: o vencedor era óbvio, e quanto ao prêmio, falei que havia sido um caderno em branco, de capa dura, azul com listras brancas, e a parte interna de uma caneta BIC, sem a parte plástica, que não era permitida à época.

Damião me pediu uma cópia da redação, pois gostaria de revê-la e interpretá-la. Ele me perguntou o que eu achava que ela significava, se seria uma confissão, uma delação ou apenas a criação de uma mente confusa.

Respondi que essa dúvida pairava em minha mente há anos, mas que, infelizmente, a única pessoa que poderia esclarecê-la não o faria.

Muitas vezes, precisamos aceitar que não teremos todas as respostas, apenas aquelas criadas pela nossa imaginação, partindo do ponto de vista de quem somos e das experiências que tivemos ao longo da vida. Assim, criamos nossas certezas, nossos "eu acho".

Damião estava saindo quando o interceptei e disse: você acha que a história acabou? Volta aqui, que agora vem a parte mais interessante.

Ele disse: tem mais?

CADEADOS MENTAIS: A PRISÃO NOSSA DE CADA DIA

Claro que sim, agora é que a cabeça dá um nó.

Lembra que eu te falei que prêmio era um caderno e uma caneta?

Então, o Doutor ganhou o caderno e sabe o que ele fez? O que ele escreveu?

Nada, nenhuma palavra, até o dia em que saiu seu alvará de soltura.

Ele mantinha seus pertences em uma ordem absurda; nada ficava fora do lugar. Ele nunca havia dividido a cela com ninguém, então tinha essa facilidade.

Também nunca demonstrou querer um companheiro de cela, e mesmo que quisesse, seria difícil atendê-lo; os demais presos jamais aceitariam, inclusive queriam vê-lo morto a qualquer custo.

Mesmo com o passar dos anos, essa raiva não desaparecia e sempre havia alguém que passava aos novos que chegavam a história do Doutor. Portanto, isso não teria fim.

Era uma espécie de folclore da prisão, só que esse existia e estava vivo.

Lembro-me como se fosse hoje: o inspetor da equipe foi avisá-lo para arrumar suas coisas, pois, após o almoço, ele seria liberado, seu alvará de soltura finalmente havia chegado.

Disse também para ele passar algum contato de um familiar, que a assistente social ligaria para virem buscá-lo.

O doutor olhou em seus olhos, como de costume; não sorriu, não comemorou como os outros presos faziam quando a liberdade lhes batia à porta. Na verdade, não mudou em nada sua expressão, apenas disse que não precisava que ninguém viesse buscá-lo.

O inspetor não insistiu; se ele quer ir a pé ou de carona, o problema é dele. Apenas disse para ele ficar pronto.

Passado meio-dia, o inspetor retornou com a papelada. Sempre que o preso é liberado, há todo um trâmite administrativo que precisa ser cumprido para sua soltura: conferência da documentação, assinaturas, entrega dos pertences e recolhimento do uniforme.

O inspetor me chamou pelo rádio. Terminei de almoçar e fui acompanhá-lo até a cela do Doutor.

Quando chegamos, para nossa surpresa, ele estava meio sentado, meio de joelhos, meio deitado. Era exatamente assim que o encontramos: todo torcido, esquisito.

Nós o chamamos, mas nada dele se mexer.

Até achei que ele tivesse tido um treco, pela emoção contida durante todo aquele tempo.

Mas, a seu lado, pudemos observar algumas cartelas de remédios, de todos os tipos, e não havia dúvidas: ele os havia tomado.

Seu corpo frio estava em um formato nunca visto; deve ter sido a dor, ou sei lá o que, mas seu semblante, por incrível que pareça, não era de desespero, mas uma espécie de alívio, ainda mais assustador.

No chão, ao seu lado, embaixo das cartelas vazias, estava o livro que ele ganhou no concurso.

Folheei rapidamente, meio tremendo, e não achei nada no primeiro momento. Depois, com um pouco mais de calma, percebi uma inscrição na última página, com a data daquele dia, e nela estava escrita a seguinte frase.

"Ao encontro dos meus pequeninos".

Damião não disse nada por um momento; somente depois de algum tempo veio falar comigo novamente e disse que não gostaria de passar por esse tipo de experiência. Por mais que não conhecesse o Doutor, e muito menos sua família, todas essas circunstâncias mexeriam demais com sua cabeça.

Por mais que a gente insista em dizer que não vamos nos envolver com o que acontece neste lugar, isso é apenas uma ilusão que dizemos aos outros e, principalmente, a nós mesmos. Mas, no fundo, ninguém acredita.

Talvez, em nosso consciente, alguns acontecimentos vão embora rapidamente. Na hora, não damos a devida importância, mas o inconsciente, esse tem apego e adora guardar todo tipo de situação. E, quando menos se espera, elas ressurgem, geralmente nos momentos mais inesperados.

Damião me contou algo que ainda não havia dito a ninguém até aquele momento: que seu pai também foi agente penitenciário, só que em outro estado. Desde criança, ele insistia para que seu pai lhe contasse como era seu trabalho, mas nunca ouviu nada.

Disse que seu pai, assim como o Doutor, era um homem de poucas palavras, não gostava de brincadeiras, nunca falava do trabalho, mesmo depois de aposentado. Ele achava inusitada aquela situação, mas cansou de insistir e achou melhor esquecer o assunto.

Na verdade, nunca passou por sua cabeça que descobriria sozinho o que seu pai fazia. Por experiência própria, acabou fazendo o concurso, passando, e agora estava aqui.

Perguntei por que ele nunca contou sobre seu pai. Ele disse que seu pai havia deixado sua mãe, mas que isso era uma longa história e que, por hoje, chega delas. Também falou que, desde então, não se viam muito.

Ele disse que seu pai nunca aprovou a ideia de ele fazer o mesmo concurso, que nunca quis um filho no meio policial, o que Damião achava um absurdo, já que era a mesma profissão dele.

Já eu entendia perfeitamente o ponto de vista do pai. Não tenho filhos, mas tenho tempo de casa e, se tivesse, também não gostaria de vê-lo nesse meio. Iria incentivá-lo a fazer outra coisa, acho que por instinto de cuidado e proteção.

Cadeia é um lugar onde tudo se intensifica: raiva, paixões, medo. Aqui, tudo é potencializado de tal forma que você chega a sentir na pele o que ouve e o que se vê. Imagine o que se vive.

Se a sua estrutura não for resistente e adaptável, você desaba.

Não porque você é fraco, mas porque você já foi forte por muito tempo.

Capítulo XV

"Cadeados Mentais"

E é por isso que o policial tem amigo policial, gosta de conversar com policiais. Ele tem a frágil sensação de que apenas um igual o entende. Que podem dividir suas fraquezas e dúvidas sem maiores julgamentos.

E com isso, nasce a dificuldade em fazer novas amizades e, quando isso acontece, surge uma dificuldade ainda maior: mantê-las.

A saída da prisão parece simples, se levarmos em consideração apenas sua estrutura: cimento, tijolos, grades e muros. Só precisaríamos das pernas se movendo rumo à saída.

O problema é que a prisão não sai da gente, dos nossos pensamentos, sonhos, modos de ser e agir.

Quanto tempo isso demora, essa "desintoxicação", se é que essa possibilidade existe?

Para isso, não há alvará de soltura, aposentadoria, férias ou licença que resista e que possibilite esse acontecimento de forma natural, sem danos e traumas.

Romper esses cadeados mentais é, de todo o processo, o mais difícil, porque não depende apenas de se distanciar fisicamente.

A busca por essa liberdade muitas vezes não é falada, estudada ou planejada, talvez porque sequer é compreendida e admitida.

Mas a saída é inevitável, e, sem dúvidas, esse planejamento é salutar. Compreender que, apesar do tempo de permanência e da intensidade vivida, esse rompimento precisa e vai acontecer.

Minimizar as consequências é imprescindível para a quebra desse elo; do contrário, você se sentirá eternamente preso aos eventos do passado, e essa condição acaba por arrebatar as perspectivas do futuro.

Criar um cenário mental em que você começa a imaginar sua vida fora da cadeia é o primeiro passo. Parece fácil, mas quem sofre desse mal sequer consegue imaginar essa situação.

Falar para uma pessoa que tem pânico de dirigir que se imagine dirigindo, faz com que ela sinta os mesmos sintomas físicos como se estivesse no carro de verdade. Suas mãos suam e tremem, seu coração acelera e todos os seus medos voltam.

Tudo isso só com a imaginação; ela é capaz de trazer à tona nossas piores dores.

Por isso, dizem que pior que a morte é a espera dela.

Em pensar que toda fobia reside no medo de morrer. Quando compreendemos isso, percebemos que, se dirigirmos um carro com cuidado, não matamos ninguém e não morremos. Esse é o primeiro passo para vencermos o medo.

Imaginar é o começo para realizar.

A aposentadoria precisa ser discutida e pensada muito antes de sua chegada; planejá-la passa a ser tão importante quanto usufruí-la.

Amizades com pessoas alheias ao sistema também facilitam esse processo: novas conversas, novos projetos. Mesmo que, no início, os assuntos pareçam chatos e sem graça, essa percepção já demonstra a importância de sair da "cadeia", principalmente quando não se está nela.

Procurar ajuda profissional é salutar; não encare isso como fraqueza, mas como sinal de inteligência. Para que sofrer sozinho? Quando se tem uma dor, se vai ao médico e se resolve.

Com as emoções, não pode ser diferente. Não há motivo para sofrer sozinho ou se sentir perdido, sendo que a saída muitas vezes está tão próxima; basta procurar as pessoas certas.

A atividade física aumenta a serotonina e a endorfina, o que faz bem ao corpo e à mente. Realizá-la deveria fazer parte da rotina de todos os policiais penais, sendo intrínseca ao trabalho, assim como o respeito ao horário da refeição, deveria ser rotineiro e respeitado.

Estudos revelam que as questões financeiras também fazem parte dos graves problemas enfrentados pelos servidores públicos da segurança pública, inclusive com casos de suicídio. Implementar programas com esse viés se torna imprescindível atualmente, com a educação financeira deixando de ser apenas uma questão social e passando a ser uma questão de saúde pública.

A percepção do problema é o primeiro passo para resolvê-lo.

A aposentadoria deixa de ser um problema e passa a ser um momento de satisfação, quando devidamente planejada.

E lá se vai mais um dia de trabalho; começo a arrumar minhas coisas. Todos temos nossos próprios armários com chaves, e lá guardamos de tudo o que se possa imaginar. Preciso forçar um pouco para caber minhas tralhas. Percebo que preciso dedicar um tempo para arrumá-lo; deve ter coisas que eu nem imagino. Um dia, vou dar um jeito.

Mas hoje não; quero ir logo para casa, descansar um pouco pela manhã, como sempre faço. Assim que chego do plantão, durmo um pouco e acordo ao meio-dia para almoçar. É preciso criar uma rotina, senão você se perde nos horários, nos dias, e acaba indo trabalhar no dia de folga ou não indo quando deveria. Já vi isso acontecer.

Na próxima escala, estarei na portaria, revistando tudo e todos que entram na unidade: as pessoas no scanner corporal, as coisas no raio X. Essas tecnologias são uma maravilha, mas não fazem nada sozinhas; não substituem o olhar instintivo de um policial, o sexto sentido. Esse dom ainda não foi transformado em máquina, ainda bem.

Capítulo XVI

A morte não pede passagem, ela atropela

Fui para casa como sempre fazia, escutando uma música, com as janelas abertas para espantar o sono.

Moro sozinho em um pequeno apartamento. Só tem um quarto, é de pouca manutenção; nem preciso de diarista, me viro sozinho.

Não tenho pressa, então dirijo bem tranquilamente.

Na esquina de casa, por sorte, tem uma panificadora. É simples, mas tem um pão de queijo que é o melhor, sempre quentinho. Compro alguns deles, um bolo e um sanduíche de frango com milho para o almoço. Hoje não estou a fim de cozinhar.

Geralmente, sou eu quem faço minhas refeições. Gosto de tudo bem temperado e salgado, para o desespero do meu cardiologista, que vive me falando para cuidar da pressão.

Mas, aí, para rebater o sal, como uns doces, está tudo certo, vida que segue.

Estava me sentindo estranho, com o estômago embrulhado. Devia ser alguma coisa que comi na cadeia; a comida de lá não é do meu agrado, mas, quando não levo minha marmita, me obrigo a comer.

Era uma sensação diferente, não sei ao certo, só sei que é quase sufocante e que eu não gostava dela.

Dirijo mais um pouco e chego em casa, tomo banho, coloco meu uniforme para lavar, guardo a arma no cofre, acho uma bermuda, ligo a TV e fico ali, esperando esse mal-estar passar. Nada diferente do que faço todos os dias: assisto enquanto espero o sono chegar, mas, dessa vez, ele estava demorando.

Sou caseiro, não gosto muito de sair; prefiro ficar em casa. Às vezes, chamo alguns amigos para tomar uma cerveja. Já passou aquela fase da farra, das baladas; agora quero mais é sossego. Esse negócio de idade pega mesmo.

Outros amigos que são como eu, moram sozinhos, dizem que também se acostumaram com esse tipo de vida, principalmente os separados. Falam que podem até namorar, mas cada um em suas casas, que esse negócio de morar juntos não os atrai mais.

Estava quase pegando no sono quando ouvi um barulho de telefone ao longe; era o meu, que estava carregando na sala.

Vou até lá, pego o telefone e vejo que é o número da Teresa, esposa do Varella. Pensei: o que esse "xarope" esqueceu dessa vez e agora está me ligando? Só pode ter sido seu celular, ou ele também está sem bateria.

Eu atendo daquele jeito, chamando-o de xarope; era assim que o chamava quando queria zoar um pouco.

Ouço a voz de Teresa, gaguejando, chorando, sem conseguir falar direito.

Eu, ansioso do jeito que sou, praticamente a forçando a me dizer o que havia acontecido, comecei a me desesperar, e aí, de vez que ela não conseguia falar.

Quando finalmente ela conseguiu, sem rodeios, falou: Varella morreu.

Eu fiquei um tempo em silêncio, incrédulo; não podia ser, só podia ser algum engano, alguma brincadeira.

Falei para ela parar de brincar com essas coisas e chamar o Varella ao telefone, que ele ia ver só, que esse tipo de coisa não é brincadeira que se faça.

E eu sabia que era brincadeira; afinal, há poucas horas havíamos nos despedido no plantão. Como assim alguém morrer de uma hora para outra?

CADEADOS MENTAIS: A PRISÃO NOSSA DE CADA DIA

Mas, infelizmente, não era brincadeira; era a verdade, a pior das realidades. Incrédula e cruel, ela não espera; ela arrebata, não te dá tempo de processar, de acreditar.

É nesses momentos que seu corpo fica imóvel, esperando o tempo passar e você acordar desse pesadelo. Mas o tempo passa devagar e nada muda; a dor só aumenta, o desespero começa a tomar conta e você perde a razão, os sentidos, e só então começa a chorar.

Perguntei a ela onde estava, onde ele estava e como havia acontecido.

Ela disse que os dois estavam em casa, que havia chamado a ambulância pelo telefone assim que o viu caído no chão do quarto, que achou que ele estava brincando, depois desmaiado, mas, quando chegou perto, não teve dúvidas: a morte tem cheiro de morte.

Falei: Teresa, não pode ser! Você tem certeza? Ele estava bem há poucas horas. Falei para ela se certificar se ele realmente havia morrido, verificar os batimentos cardíacos, o pulso, beliscar, bater, gritar.

E ela continuou dizendo que a ambulância até que veio rápido, mas que, quando chegaram, nada puderam fazer. Até tentaram reanimá-lo, em vão, com massagens cardíacas e alguns choques. Disseram que ele teve um infarto fulminante, que não sofreu.

Logo ele que tinha um coração tão bom, tão grande, como pôde abandoná-lo?

Escutei tudo atentamente e agora sim acreditei no que ela havia me dito desde o início. Lhe disse que eu estava indo ao seu encontro o mais rápido possível.

Disse a ela para não se preocupar com as burocracias, que eu resolveria, mesmo não tendo a menor ideia de quais seriam e de como eu faria.

E assim o fiz, troquei-me e fui para a casa do Varella, ou melhor, da Teresa.

Durante o caminho, não conseguia pensar em nada; era como se meus pensamentos tivessem me abandonado pela primeira vez na vida.

Cheguei lá, não sei como.

Vi Teresa, na cozinha com os dois filhos abraçados, incrédulos. Seus filhos eram muito apegados ao pai. Sabe aquela família de comercial de margarina? Era assim, mas não cobravam cachê; era uma família real.

Não quero imaginar a dor deles, não quero imaginar como será sem ele, o vazio que ficará, o alicerce que se rompeu. Uma vida juntos, um futuro tão esperado e sonhado por todos, sumindo assim, num piscar de olhos.

Sem despedida, sem tempo de explicar o básico: a senha da internet, a conta do banco, que o motor do carro estava estranho, que havia umas contas para pagar, algumas coisas para chegar pelo correio, aquele cotidiano que não percebemos, o básico, mas que, quando mudam, dão um trabalho danado.

Não sei mais o que vi, não sei o que pensei, o que eu disse, muito menos o que fiz.

Só sei que, em poucas horas, havia um caixão, um lugar para o enterro, flores, homenagem, bandeira da polícia penal estendida, as honras e tiros em homenagem. Tudo foi se desenhando com a ajuda de tantos, com aquela união intrínseca aos que pertencem, aos que sentem, aos que sofrem na mesma medida.

Voltei para casa do mesmo jeito de quando saí, com a mente vazia.

Tomei um calmante, não adiantou; tomei três.

Só troquei de roupa porque havia derramado um copo de café na camisa e na calça. O pior é que estava quente, mas na hora não percebi. Só vi que, por baixo, minha pele estava bem vermelha e agora começava a arder.

Retornei imediatamente para o velório, combinei com os outros policiais que esperássemos o enterro, todos juntos, lá, sem arredar o pé; por isso, voei de volta.

E assim aconteceu: nos encontramos no cemitério, o único lugar do mundo inevitável, o último dos lugares, o mais triste, o único em que não se pode fugir, tenha a chave que tiver, o dinheiro que tiver; a derradeira das prisões.

Quando saí de lá, ao entrar no carro, pela primeira vez, desliguei a música que tocava automaticamente. Parece que todos os pensamentos que haviam fugido voltaram de uma só vez, com força total, e uma dor de cabeça terrível me assombrou.

Assim que cheguei em casa, coloquei minha farda completa, olhei-me no espelho, lembrei-me do primeiro dia de trabalho e de todos os anos de trabalho. Foi quase como um filme em câmera lenta, cada detalhe.

Acima de tudo, naquele traje lembrei-me dos contos de Machado de Assis: "O Espelho", que li quando entrei no sistema, por indicação de Miguel, e também "O Alienista".

E assim como Alferes em O Espelho, senti na pele o peso da farda, o peso que sempre carreguei sem me dar conta, quase imperceptível. Revi minha vida em instantes e comecei a pensar quem eu era com aquela farda, mas principalmente quem eu era sem ela.

Esse primeiro pensamento me gerou um segundo, e acabei me vendo como Bacamarte, de O Alienista. No início, achava que todos eram loucos e precisavam ser internados, mas agora percebo o inevitável: o louco era eu. Chegava a hora de soltar a todos do hospício e prender o único louco que havia sobrado: eu mesmo.

E, em um impulso, sem entender o porquê, arranquei aquela farda, peguei minha arma, minha funcional e coloquei tudo em uma mochila preta.

Deitei-me, sabendo que no dia seguinte tudo seria diferente. Não sabia ao certo como, nem exatamente o porquê; só sabia.

Capítulo XVII

Próxima parada...

O último dia na prisão, a gente deveria esquecer.

Porque dói, assusta, até mais do que o primeiro.

Só quem passou por isso sabe explicar.

As incertezas aumentam, o apego, a rotina e, por que não dizer, uma espécie de amor vem à tona.

O amor por essa profissão, louca na essência e na razão de ser.

O amor que te faz permanecer, querendo sair.

O amor inexplicável nessa escolha diária.

O amor que te afasta de tudo e de todos, mas que também une a poucos.

O amor que não aceita dúvidas, e quando aparecem, ele esclarece por si só.

O amor que finda na derradeira conclusão.

Que valeu a pena cada segundo.

Acordei no mesmo horário de sempre e fui em direção à PGE, como sempre fazia.

Entrei pela portaria como de costume, deixei meu celular no armário da frente da unidade e cumprimentei os demais policiais que se aglomeravam para passar pela revista.

Caminhando tranquilamente, fui direto ao RH, que ficava na frente da unidade, na parte administrativa.

Coloquei a mochila sobre a mesa da Mercedes, que era a responsável pelo setor há uns vinte anos. Ela me deu um abraço forte e disse que sentia muito pelo Varella, que não pôde ir ao enterro, pois sua mãe não estava bem.

Falei a ela que compreendia perfeitamente e já mudei de assunto. Perguntei se eu poderia assinar minhas férias, licenças e dar entrada na aposentadoria.

Ela me olhou incrédula, mas respondeu que sim, que eu poderia usufruir de tudo isso, que, na verdade, já deveria tê-lo feito e que, inclusive, perdi umas férias pelo decurso do tempo sem tirá-las.

Fizemos a parte burocrática da papelada, assinei o que devia, entreguei meu uniforme, arma e carteira funcional, e, por um instante, eu mesmo duvidei que aquilo estava acontecendo.

Saí sem olhar para trás, não por rancor ou por ser mal-agradecido, mas olhar para trás, nesse momento, não faria sentido.

Saí com lágrimas nos olhos e até um certo aperto no coração, mas com a sensação de estar fazendo o que deveria ser feito.

Nesse dia, não passei da parte administrativa.

Neste dia, não entrei na cadeia, e em nenhum outro.

Saí sem as despedidas de praxe; tinha mais a ver comigo e com o que eu estava sentindo do que com os demais à minha volta. Para eles, poderia ser um até logo, mas para mim seria um adeus.

Dei um abraço em cada um dos meus amigos, quase sabendo a decisão que estava por vir. Vi cada um deles no enterro do Varella, e quem estava lá eu abracei. Todos estavam lá, e não poderia ser diferente.

A morte de Varella me fez rever minha vida, os seus sonhos realizados e por realizar, todo o futuro que ele havia programado com tanto entusiasmo; todos eles desfeitos, desaparecidos em um instante. Tão bobo, tão injusto.

Toda essa sensação me fez perceber que eu estava passando por esta vida de uma forma tão superficial e solitária. De certa forma, essa constante mexeu comigo e com minhas emoções.

Todo o medo reprimido, a ansiedade e a angústia que permearam minha vida, me impossibilitando de vivê-la plenamente, precisavam desaparecer. Eu realmente precisava viver de forma diferente, sem me importar tanto com o que os outros esperam de mim, e identificar, de uma vez por todas, o que eu realmente espero de mim e o que eu quero de verdade.

Varella, com toda a sua alegria, falação e ironia, me fez pensar sobre o meu modo de ser e de existir. Não são apenas comparações; é bem mais que isso.

Suas aulas, cursos e ensinamentos, todos guiados pelo simples prazer de ensinar, me fizeram pensar no quanto aprendi com ele e no quanto eu esperava ter contribuído também, por menor que fosse essa contribuição.

Agora, sabendo da pior forma possível que jamais poderei lhe perguntar, que jamais conversaríamos sobre qualquer besteira ou coisa séria, que jamais ouviria seus sábios conselhos, nesse instante, quando a realidade bate e você entende que a pessoa foi de verdade, para sempre, um pedaço seu vai junto.

Realmente, não havia como entender o destino e seus desmandos, e essa adaptação não aconteceria sem deixar uma cicatriz, dolorosa e exposta, para quem pudesse ver.

E todos veriam, e eu sentiria, dia após dia.

A morte dói, porque é o fim, e você sabe que nunca disse o suficiente, que nunca ouviu tudo o que foi dito, porque sempre acabava cortando a pessoa ou falando de você, quando deveria apenas ouvir.

A sensação de que sempre poderia ter feito mais e melhor agora se manifesta.

É como se, quando a pessoa estivesse ali, perto de você, você não estivesse por inteiro, verdadeiramente presente; não faz as perguntas que gostaria, não dá os abraços mais apertados, ou diz "eu te amo" ou "te admiro", suficientes.

Porque o medo de expressar os sentimentos faz transparecer nossa vulnerabilidade, e quando a pessoa está ali ao nosso alcance, ao alcance de nossas mãos, manter essa "distância" parece mais sensato.

Escondemos o que sentimos e guardamos nossas emoções em um cantinho dentro do nosso coração. Isso é puro egoísmo e burrice. Todos esses sentimentos e vontades deveriam ser entregues ao menor sinal de possibilidade, às pessoas que amamos e que queremos bem.

Essa deve ser a nossa missão na Terra: lançar todo esse sentimento ao próximo e preencher seus corações. Tirar esse peso da gente, porque o sentimento pesa muito quando guardado da forma errada. Mas, quando é transferido em forma de amor e gratidão, ele fica leve e só faz bem, tanto para quem recebe quanto para quem transfere.

Quando isso acontece, conseguimos tapar um pouco o buraco da saudade e do remorso.

Mas, enquanto não aprendermos isso e não colocarmos em prática, o único jeito de tapear esse vazio é preenchê-lo com lágrimas.

E quando elas secarem, precisamos buscar forças e olhar para o horizonte, admitir nossa fraqueza e imperfeição e seguir, porque a vida continua.

Sempre continua.

Parei de pensar no que não havia feito ou falado, porque os verdadeiros amigos entendem, onde estiverem.

Assim que entrei na sala de casa, rapidamente arrumei uma mala e uma mochila, coloquei um pouco de roupa de inverno e um pouco de verão. Sentei-me em frente ao computador, abri um site de viagens. Não tinha experiência com essas coisas, mas li alguns tutoriais. Comprei a primeira passagem que vi e que estava em promoção. Pela primeira vez, sairia do Brasil, do meu estado.

Nesse momento, não me importava o destino ou os perrengues que eu enfrentaria. A dor sufocou meu medo, e a necessidade de sair dali superou minha resiliência em permanecer.

Vivi com medo de morrer, deixei de fazer tantas coisas, e agora vejo que o perigo da vida não é a morte em si, mas a morte de cada sonho que se abandona.

Romper o cadeado que nos prende é, com certeza, uma das coisas mais difíceis de se fazer; eles prendem de tal maneira que sufocam.

Mas, quando você consegue soltá-los, a sensação é indescritível, e essa é a única forma de se sentir verdadeiramente livre!

Verdadeiramente feliz!

Próxima parada…